U0294961

刘民叔医书七种校注（三）

时疫解惑论
伤寒论霍乱训解
素问痿论释难

原　著　刘民叔

名誉主编　卜嵩京

主　编　杨强

副主编　任明哲　赵燕俐

编　委　白秋生　王忆椿　王莹迪　邱荃　郭雅青

人民卫生出版社

图书在版编目（CIP）数据

刘民叔医书七种校注：时疫解惑论　伤寒论霍乱训解　素问痿论释难/（清）刘民叔原著；杨强主编.——北京：人民卫生出版社，2018

ISBN 978-7-117-27197-4

Ⅰ.①刘…　Ⅱ.①刘…　②杨…　Ⅲ.①中医学－中国－清代　Ⅳ.①R2-52

中国版本图书馆 CIP 数据核字（2018）第 167119 号

| 人卫智网 | www.ipmph.com | 医学教育、学术、考试、健康，
购书智慧智能综合服务平台 |
| 人卫官网 | www.pmph.com | 人卫官方资讯发布平台 |

刘民叔医书七种校注
时疫解惑论　伤寒论霍乱训解　素问痿论释难

主　　编：杨　强
出版发行：人民卫生出版社（中继线 010-59780011）
地　　址：北京市朝阳区潘家园南里 19 号
邮　　编：100021
E - mail：pmph @ pmph.com
购书热线：010-59787592　010-59787584　010-65264830
印　　刷：北京铭成印刷有限公司
经　　销：新华书店
开　　本：710×1000　1/16　印张：13
字　　数：175 千字
版　　次：2019 年 3 月第 1 版　2019 年 9 月第 1 版第 2 次印刷
标准书号：ISBN 978-7-117-27197-4
定　　价：49.00 元

打击盗版举报电话：010-59787491　E-mail：WQ@pmph.com
（凡属印装质量问题请与本社市场营销中心联系退换）

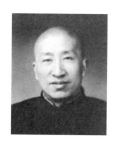

刘民叔先生
简历

　　刘民叔先生（1897—1960），名复，四川成都华阳县人。其曾祖父、祖父均业医。自幼秉承家学，八岁就童子塾，即以"人之初，性本善"与"医之始，本岐黄"两书同时并读。越五年，读书成都府中学堂，嗣又入四川存古学堂。课余之暇，从外祖康朝庆公学医不辍，先后从川蜀名医36人。1915年9月应四川全省第一届中医考试，名列甲等第一，不以是自满，更事深造，请业于蜀中大儒井研廖季平，得所传。至是，专以古医学鸣世。廖师，名平，为晚清一代经学大师兼研医，学问精深渊博，世罕其俦，康有为、梁启超辈皆受其训益。余杭章太炎亦盛称廖氏之学"确有独到之处"，并以师礼师之。刘师以廖师治经之法以治

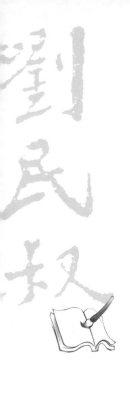

医,学业大进。刘师一生医学思想先后凡三变,盖追求真理日臻完善也。刘师医学先在明清诸家,再宗岐黄,故其中年著述理论多在《内经》。刘师曰:"迨五十而后,始跳出《内经》圈子,直溯汉魏以上古医。"以为"阴阳五行学说实为中医之玄理空论,本非诊治的术,而神农、伊尹、仲景者为汤液派之大成也。汤液家法,辨证首重立法,立法而后候证。不问病之名,不问病之因,辨病情之经过,凭证候以用药",诚千古不刊之言。汤液家法不讲脏腑经络,不讲阴阳五行,此等超脏腑学说实为中医朴素唯物辨证最高理论境界。

1926年,刘师束装东下,先至渝,继之夏口,续之宁,复至沪,侨居黄浦江滨,悬壶沪上凡三十四年。1954年,刘师出席华东暨上海市中医代表会议,又先后应全国血吸虫病九人小组及上海广慈医院(今瑞金医院)、徐汇医院之聘,顾问中医。

刘师长子慎言、长女文灿秉承家学,皆业医。弟子有张亦相、周元庆、陈正平、黎晓生、杨茂如、朱佐才、周济士、孟友松、李鼎、邱介天、叶茂烟、查国科、胡慈园、刘德传、王凯平、詹阳春、卞嵩京等百五十人,近人姜春华、张镜人、韩哲仙等皆受其训益。

刘师著作已公诸于世者有《神农古本草经三品逸文考》《考次伊尹汤液经》《时疫解惑论》《伤寒论霍乱训解》《素问痿论释难》《鲁楼医案》《华阳医说》等。

人禀阴阳，秉父母之精血，自然之气化……

黄」两节问时并读。越五年，读书成都府中学堂，嗣又入四川存古学堂。

不辍。先后从川蜀名医36人，1915年9月应四川全省第一届中区考试，名列甲等第一，不以是自满，更事深造，调业于蜀中大儒井研廖季平，得所传，至是，专以古医学鸣世。廖师，名平，为晚清一代经学大师兼研医，学问精深渊博，世罕其传。康有为，梁启超辈皆受其训益。

之处」并以师礼师之。余杭章太炎亦盛称廖氏之学「确有独到之处」。刘师医子先在明澄诸家，再宗岐黄，故其中年著述理论名在《内经》，直溯汉魏以上古医。刘师曰「追五十而后，始跳出《内经》圈子，真为中医之玄理穷论，以为「阴阳五行学说实为中医之玄理穷论」，本非诊治的术，而神农、伊尹、仲景皆为汤液派之大成也。汤液素增，辨证首重立法，立法而后知方，不问病之卷帙，辨着情之盛衰，凭症辨以定药，不问病之卷帙。汤液家法不讲脏腑经络，不讲阴阳五行，此盖本诸病人躯壳之实为中医朴素唯物辨证思想论治世界。

1928年，刘师束装东下，先至淯，继之夏口，续之宁汉，至沪，侨居黄浦江滨，悬壶沪上凡三十四年，1955年，刘师出席华东暨上海市中医代表会议，又先后应全国血吸虫病九人小组及上海广慈医院（今瑞金医院）之聘，顾问中医。

刘师长子情善，长女文州承家学，皆业医，弟子有张亦相、周元庆、陈正平、朱佐才、周齐士、汤友松、李鼎、印介天、叶茂桐、查国林、刘德傧、王凯平、皇阳启、卡莴克等百五十人，近人蒙育华、张晓人、韩百仙等皆受其训益。

刘师著作已公诸于世者有《坤农古本草经三品逸文等，《伤寒论古本疫证》《古医群经》《芬余随笔》川

时疫解惑论

刘民叔 著

時疫解惑論

蔡元培題

中國古醫學會藏版

上海三友實業社承印

整理说明

　　此次整理，以吾师卞嵩京先生所藏，中国古医学会藏版、上海三友实业社承印《时疫解惑论》为底本。

　　全书目录、标题重新厘次订正；繁体字、异体字均改为通用规范汉字；部分词汇恐影响读者阅读予以修改，如"陶宏景""国藉"，改为"陶弘景""国籍"等，其余均保持原貌；原书凡出现"右方"处，均改为"上方"，以此类推。

杨强

2018 年 5 月

时疫解惑论

吾以吾鸣斋　蜀医丛刊之四

南汇　　　周元庆兆民

镇海　弟子　林蔚平樾庵

　　　　　校勘

目录

时疫解惑论序

　　本年时疫流行，此传彼染，死者甚众。察其病状，皆为上吐下利，心慌转筋，音哑肉脱，四肢冰冷，两脉伏匿，大小同病，万人一辙。揆其受病之人，多系饥饱劳役、烟酒声色之徒。盖疫疠之毒，每乘人气之虚，内袭为病。《经》云："邪之所凑，其气必虚"是也。迩来疫毒传染，遍及城乡，其势枭恶，不可逆料，因病夭殇，不可胜数。七八月间，成都大疫，病者如林，凡乞治者，不能尽诊。叩其证状，录方授之，互相传送，活人无算。爰将治验之方，详订药品分两，拟名"庚申解疫饮"，方中首以石膏为主，投之百发百中。复治时疫重病，曾有用石膏至十余斤之多而始愈者，惟独吹无和，反为医界诸公所谤讟。呜呼！洪钟毁弃，瓦釜雷鸣，其借此术以渔利者，匪伊朝夕矣！世之言医者，抑何多耶？浅者售，伪者售，圆滑者售，率以人之生命为尝试。苟闻时疫之名，即目眩心惑，是寒是热，漫无的见。佥指肢冷肉脱，为阴寒直中，表阳内陷之的据。上焉者用附子、干姜、肉桂、吴萸以温中，下焉者竟投羌活、柴胡、川芎、细辛以发表。种种燥热之药，随意乱写，药一下咽，死如服毒。犹以服热药，而肢更冷，肉更脱，其为大寒大虚无疑,逞其无师之智,扬其道听之说,病理荡然,治法陵夷,举世皇皇,莫不以补虚回阳之方,交相告勉。一医如斯,百医效尤,医者无目,病者无命。在城市之区,则填溢街巷;在穷僻之乡,则委壑投崖。所以人之有生,为水火刀兵所伤残,不若瘟疫之广,盗贼匪徒之凶暴,不若庸医之毒。医以不明之术,传之于子,传之于徒,衣钵相承,陷人于死,而终不悟其所以然。岂真天生若辈,而为天代行劫运者哉!幸复尚存一隙微明,治时行瘟疫,无论老幼男妇,一以石膏为主,特撰此论,拟为标的,藉以解破举世之大惑。嗟夫!复殚精竭力,不避毁谤,而谆谆以凉药立论者,非但欲以美于己而非于人,矜于名而苟于利也,所冀医者之惑易解,而病者之命得延耳。论中义理,有乖失者,幸冀来哲以改正焉,务欲阐明时疫治法,而普救病者之生命云尔。

民国九年庚申冬,华阳刘复,序于蓉城之南,存心堂诊次。

此复庚申纪实之作也,十余年来,虽自校之,尚未敢别持异议,有所改易。所以然者,理论推测,不能变更事实,事实固不可诬也。惟年少气盛,多作愤激语,斯固学养不深,与"觉今是而昨非者"不同。考霍乱虽有寒热两证之殊,揆其主因,为湿则一。寒湿用附子,湿热用石膏。石膏主三阳,偏重少阳三焦;附子主三阴,尤重少阴心肾。两药背道,各走极端,用得其当,效如桴鼓,用适其反,祸不旋踵。至于热霍乱而不需石膏,寒霍乱而不需附子,此为霍乱之轻证,非重证之所能必效者也。寒潜热浮,寒敛热溢,所以寒难传染,热易流行。凡霍乱之流行传染,酿成时疫者,莫不属于热证。此当年之庚申解疫饮,重用石膏,每投必效,岂臆揣之治法哉?盖实事求是然也。然又恐读者惑于用寒凉治热疫之本论,反于《伤寒论·霍乱证治》用附子为主之义理,忽焉不察,矫枉过正,厥弊惟均,爰为训解,刊行问世。今夏洪水横流,泛滥于江河之间,饿殍载道,庐舍为墟。友人辈,虑发时疫,嘱为重订,再付坊刊。辛未夏,刘复自校再记。

上海真茹弟子孟金嵩友松谨按:吾师民叔先生,手批悷刻近儒章太炎《霍乱论》一卷,弟子恐其久而散失也,爰次于先生昔撰《伤寒论霍乱训解》之后,与《时疫解惑论》并刊行世。学者可以于此数卷,藉觇先生二旬三旬四旬治学之程序焉。

时疫解惑论上卷

蜀华阳刘　复民叔甫著

男　文教方平　参

侄　文公志言　校

◎ 总论

兵凶之际，疫疠盛行，自古然矣，况兹值暑湿交蒸之夏月乎？人在暑湿交蒸之中，无隙可避，其不能淡泊滋味，屏逐声色者，则交蒸之毒，径由口鼻袭入，故长夏之季，为流行传染最盛之时。盖雨旸无常，寒暖易变，方其盛暑热蒸，炎赫沸腾，俄而寒雾凝惨，雨淫湿郁，阴霾初散，烈日复临。天之热气下，地之湿气上，交结互蒸，酿成秽浊。兼值兵燹之际，积尸载道，血腥之气，涸于尘沙。其腐臭秽恶，挟暑湿以蒸腾，上下相摩，氤氲鼓荡，如烟如瘴，如潮如雾，其来也无端，其出也无时。假风流行，分布四野。凡征途将士，田野耕夫，以及劳工苦力，奔走于气交之中者，莫不吸此秽浊恶毒。毒入即病，因病致死，病气尸气，充塞一室，连床并榻，互相传染，沿门阖境，相继死亡。殆张平子所谓"民病都死，死有灭户，人人恐惧"者耶，抑陈思王所谓"疠气流行，阖门而殪，覆族而丧"者耶。孰意大疫，于今再见，呜呼惨矣！

客有惑者而问于余曰："欧美西医，均称凡病皆由细菌、原虫而成，可取其体以示人，洵为信而有征者。今君尚论时疫，仅称秽浊恶毒，囫囵其词，将何以折服今日之所谓新医乎？"复答曰："中医、西医，其揆一也。夫细菌之丛生，原虫之繁殖，必先秽浊其气，然后恶毒其化。有因斯有缘，有缘斯有果，秽浊其因，恶毒其果。细菌、原虫，恶毒之质也，究其秽浊，何以恶毒，则缘而已矣。"按《史记·秦纪正义》："蛊者，热毒恶气，为伤害人。"此言蛊性恶毒，中人为害也。《左传·昭公元年》："晋侯有疾，求医于秦，秦伯使医和视之，曰疾不可为也，是谓近女室疾，如蛊。"此言晋侯乃晦淫惑疾，非中蛊也，故曰"如蛊"，固知疾病亦有不必因于蛊者也。又注云："谷久积则变为飞虫，名曰蛊。"此言谷腐化蛊，随风飞散，举谷所以例百物也。《素问·玉机真藏论》云："少腹冤热而痛，出白，一名曰蛊。"此言"出白"，为蛊之同类物所致之病，故曰"一名蛊也"。然则蛊当为今之所谓原虫，蛊之同类物，当为今之所谓细菌，无疑矣。彼西医尝讥中医不知细菌、原虫，不知西医之知细菌、原虫，在近百余年间，而中医之知细菌、原虫，乃远在三千年以上。当时欧美各国，尚在野蛮时代，中国医学，发达之早，水准之高，于此可见矣。余同学杨君回菴言："《神农本草》之药味，不过三百余名，就中言蛊毒、鬼疰者，几位百名之多。蛊即微生虫，疰即病细菌，不过中西语别，名词各异。又中国医学，历汉晋后，尽失其传。古人述语，多为后人误解，至今遂莫识中语之蛊，即西语之微生虫，西语之病菌，中国古代固名之为鬼疰也。"此言微生虫即原虫，盖为译异，非两也。按蛊毒、鬼疰二语，在《神农本草》中，联文叠见者，凡数十处，如猪苓、犀角、代赭，皆其最著者也。知蛊毒既为原虫之毒，则鬼疰亦必与原虫同类，而为含有传染性之致病物。菌必生于阴气，故得谓之为鬼疰。鬼，阴气也，言其为群阴之气，交感以生，具形体、有寿命者也。征之《神农本草》，凡称为蛊毒、为鬼疰者，则为蛊、疰之常名，其或称为恶、为精、为物、为殃、为魅者，则为蛊疰之奇恒之名。奇恒者，言奇蛊奇疰也，谓其异于常也，如木香主"辟毒疫温鬼"，徐长卿主"鬼物百精，蛊毒疫疾，邪恶气"，升麻主"解百毒，杀百精老物殃鬼，辟瘟疫"，龙骨主"鬼疰精物老魅"，据此又可得三义焉。凡病之传染者曰疫，言传染、瘟疫，必由于鬼疰、蛊毒也；凡物之久寿者曰老，言老魅、老物，必由于易生难死也；凡数字之多者曰百，言百毒、百精，为类非一种，状非一形也。夫如是则知，一病有一病之鬼疰、蛊毒，即一病有一病之细菌、原虫。考《本草》主治之例，凡病之属邪气者，则曰除；属不足者，则曰补；属癥坚积聚者，则曰破；属动植诸物者，则曰杀。曰杀者，盖凡动植诸物，皆具有寿命，可生死，必杀之而后毒除，如乌头主"杀禽兽"，芫花主"杀虫鱼"，犀角主"杀钩吻鸩羽蛇毒"，雄黄主"杀精物恶鬼百虫毒"。则是《本草》凡于蛊毒、鬼疰，皆曰杀者，正犹西说凡属动物性者名原虫，属植物性者名细菌，而皆以杀之，为尽治疗之能事也。

复撰本论，不以蛊毒、鬼疰为言者，诚虑立论过古，非垂训初学之道，姑举"疫毒"二字，以为述语焉。尝察疫毒侵入之路有二：口、鼻是也。由口入者归于胃，由鼻入者归于肺，归胃则上吐下利，形消肉脱；归肺则恶寒发热，昏闷音哑。一脏一腑，同受疫毒，表证、里证，各呈其状。

在胃则曰霍乱,霍乱转筋者危,胃液内涸,风邪鹗张也;在肺则曰痧胀,痧胀闭郁者殆,肺气壅塞,秽毒盘据也。然霍乱、痧胀,往往并见。惟肺气实则邪多归并于胃,胃气实则邪多归并于肺耳。夫肺司呼吸,邪在肺者宣其气;胃司饮食,邪在胃者利其水。宣气、利水,是治时疫两大法门。当知时疫为病,虽有肺胃之殊,一皆热毒为患,绝无温散、温补之例。盖暑即火也,火胜则风发;秽即毒也,毒郁则火炽,毒火燔灼,津液有立涸之势,再服辛热,如附、桂、姜、萸之温中,羌、柴、芎、防之发表,是抱薪救火,死不终朝矣。故宣气宜芳香,利水宜辛寒,气宣则表证退,水利则吐泻平。复千虑而得此义,不敢私秘,特将自信之理,撰为解惑之论,大法以庚申解疫饮为主方。方中推重石膏,盖疫为火热之毒,石膏具寒水之性,以寒胜热,以水制火,故以之治时行瘟疫,全活者不胜屈指。今欲矫正医误而寿民生,敢辞饶舌乎?谨论。

庚申石膏解疫饮_{自制}

治霍乱吐利,心慌转筋,肢厥肉脱,两脉沉伏,音哑口渴,溺热如沸汤,目赤舌绛,咽干喉痛。方:

生石膏_{二两五钱}　滑石　凝水石_{各一两,碎}　扁豆_{生,八钱}　木瓜　茯苓　猪苓　泽泻　兰草_{各三钱}　金银花_{四钱}

上十味,以水四大碗,煮取一碗半,去滓,不拘时服。若病重者,可日服至二三剂,并刺尺泽、委中、少商、厉兑四穴,以泄疫毒;若吐利初起,尚未化火动风者,可酌加桂或桂枝。

庚申白痧药_{自制}

治吸受秽恶,酿成痧胀,昏迷跌倒,牙关紧闭,气闷痰鸣,不省人事。方:

生半夏_{去黄皮,四两}　川贝母_{去心}　白硼砂_{各二两}　麝香　大梅片_{各四钱二分}　麻黄_{去根节}　牛黄_{各二钱}　蟾酥_{九钱}

上八味,生晒,各研细末,始称准合匀,再研极细,瓷瓶收藏,蜡封口,勿泄气,每用少许,吹入鼻内。重者再用二三分,阴阳水调服,极效。

受业孟金嵩谨按:此方疗痧,颇有特效,备此则平安散、行军散诸药,可勿备也。

解疫饮辛寒利水，白痧药芳香宣气，不热不燥，极为对证。若不口渴、心慌、溺热者，乃通常寒湿吐利之证，而非时行疫病也。轻者服余制送之痧药水足矣，重者非四逆汤、吴茱萸汤不为功。苟认证不的，用药一误，生死反掌。《千金方》云："治中热霍乱暴利，心烦脉数，欲得冷水者，新汲井水，顿服一升，立愈。先患胃口冷者，勿服之。"服新汲井水，尚且如此，况大剂石膏乎？李东垣曰："胃弱者，不可用。"诚历炼之言也。市医不知证有疑似，敢将治愈寒湿吐利之方，妄治时疫热毒之病。竟有登诸报章，以表扬者，或刊印广告以张贴者，时疫服之，无不毙命。噫！好仁不好学，其流弊可胜道哉！

庚申痧药水 自制

治露卧贪凉，啖冰饮冷，上吐下利，腹痛胸闷，自汗肤凉，舌淡胎白。并晕船晕车、水土不服。方：

中国樟脑 二两四钱　真小土 一两二钱　生姜　藿香 各四钱　桂枝　厚朴　肉桂 去粗皮　公丁香　大茴香　广木香 各一两　干姜 一两五钱　陈皮　青皮 去瓤　川芎　红花　苏木 各六钱

上十六味，用原庄高粱酒十斤，浸透一月。每汁一斤，加百倍薄荷油二钱四分。每瓶装药水一钱，以火漆封口。每次半瓶，重者一瓶，开水冲服，小儿减半，孕妇不忌。受业周福熙谨按：真小土即鸦片烟，大茴香即八角茴香，陈皮以川产者良。另用食盐一握，揉搓两手腕、两胁、两足心，并心窝、背心八处，揉出紫红痧点斑痕，即渐觉松快而愈。若民间通行刮痧法，亦可并用。受业孟金嵩谨按：此治通常寒痧之方，吾师之附于此者，固非徐灵胎所谓"连类及之"，乃与章太炎"大疫行时，非遽无常病"之说，同一义理也。

白痧药主暑湿秽恶之热痧，痧药水主露卧饮冷之寒痧，勿以同名痧药，同治痧证，而溷用无别。不然，则如水益深，如火益热矣，可不慎哉！

受业周福熙谨按：痧药水、白痧药两方，皆非临时所能骤制者。凡好善富家，存心药铺，预为合就，或施或售，亦方便之善举也。

庚申栀子滑石豉汤 自制

治时疫证状未形，常觉心烦热闷，溲溺短赤，是疫毒将发之兆。此

方预治时疫,颇有殊功。方:

　　栀子一钱,擘　　滑石四钱　　香豉二钱

　　上三味,以水一碗,先煮栀子、滑石得八分,内豉,煮取六分,分温再服,食远。

　　庚申矾盐汤自制

　　治夏秋之际,疫毒流行,但觉胃脘不和,即宜制服,平人亦宜如之,远油腻,节饮食。此方预防时疫,颇有殊功。方:

　　食盐五分　　矾石二分,不煅

　　上二味,以水一碗,先煮矾石,得六分,内盐烊化,晨起空心温服,并用食盐洗牙漱口。

　　栀子滑石豉汤,为预治已受时疫,在将发之前;矾盐汤为预防未染时疫,在疑似之际。用者知所采择,则上工治未病,实可当之而无愧。《素问·四气调神大论》云:"夫病已成而后药之,乱已成而后治之,譬犹渴而穿井,斗而铸兵,不亦晚乎?"受业郑肇乾谨按:本卷有《论防疫》专篇,主戒色节欲,为第一要义,宜互参。受业郑肇清谨按:服有定次者曰汤,服无定次者曰饮。《医宗金鉴》引叶仲坚云:"饮与汤,稍有别。服有定数者名汤,时时不拘者名饮。"

◎ 论吐利

　　本年为少阳司天、厥阴在泉之岁。《素问·五常政大论》云:"少阳司天,火气下临,风行于地,尘沙飞扬,臚不通,其主暴速。"细绎经旨,适与《大易》"风自火出"之义同。盖燔灼之威,动则风生,酿疫之由,抑既详于《总论》矣。夫吐利之暴发也,缘暑湿交蒸之毒,乱于肠胃之间,《灵枢·五乱》篇所谓"乱于肠胃,则为霍乱"也。暑湿化火,火动风生,水液受火风之鼓荡,宛如海水之波涛澎湃,涌于上则吐,注于下则利,以致中臚不通,三焦不用,水道失司,决渎反常。故吐利一发,势极暴速,常有滴药未服,而即告毙者。治之之法,惟以沉静之药,制其迅烈之势,俾火灭风熄，则吐利自止矣。故治时疫吐利，首推石膏为主，以其具沉寒之性，能制炎上之火，而镇风阳之动也。若妄用热药，则火益炽，风益煽矣。

客有惑者而问于余曰："方书皆谓吐利之证，内寒者十居八九，内热者十难一二。寒凉之药，不宜妄用，先哲格言，昭昭可考。而君治吐利之疫，独重石膏，毋乃太偏乎？"复答曰：子何不察之甚也！因寒致吐者，必澄清；时疫之吐，多酸浊，此吐虽同而酸浊独异也。试观夏月羹汤，过夜则酸，岂非酸味属热之明验乎？《素问·至真要大论》云："澄澈清冷，皆属于寒。"又云："诸呕吐酸，皆属于热。"此寒热呕吐之辨，最为明了。故吐有寒证，吐酸则必无寒证也。复凡诊时疫之吐，无不酸者，甚则内热冲上，胃中水液，不待蒸为酸浊，而暴涌直吐者，《至真要大论》所谓"诸逆冲上，皆属于火"也。再论泄利寒热之辨法，其因寒致利者，必清谷；时疫之利，必臭秽。此泄利虽同，而臭秽独异也。故《灵枢·师传》篇云："肠中热，则出黄如糜；肠中寒，则肠鸣飧泄。"飧泄者，澄澈清冷，完谷不化之谓也。复凡诊治时疫泄利，无不臭秽如黄糜，甚则火风鼓荡，肠中水液，不待蒸为垢污，而暴注直泄者，《至真要大论》所谓"暴注下迫，皆属于热"也。

由是观之，吐利之发，因乎火风之动，苟非沉寒大剂，何能止其吐利耶？夫吐利不止，是门户不要，津液不存，是仓廪不藏，其人未有不心慌撩乱，自焚而死者也。复制庚申解疫饮，重用石膏，是沉寒以制火风之动，但《神农本草》称石膏"味辛微寒"，故又用凝水石以助之，此正东垣之师张洁古所谓"体重则沉，降也，阴也。"更佐滑石以利小便，则火风熄，水道通，而吐利止矣。此方屡试屡验，明者察之。若援引治澄澈清冷之热药，施于时行瘟疫之吐利，未有不杀人者也。昔刘跂《钱乙传》云："宗室子病呕泄，医用温药加喘，乙曰：'病本中热，奈何以刚剂燥之，将不得前后溲，宜与石膏汤。'宗室与医皆不信，后二日果来召，乙曰：'仍石膏汤证也。'竟如言而愈。"夫通常中热之呕泄，且不容刚剂燥之，况此时疫热毒所发之吐利乎哉？

◎ 论转筋

转筋一证,昔人皆指为寒,惟刘河间独知为热,张子和独知为风。按河间《原病式》云:"转反戾也,热气燥烁于筋,则挛瘈而痛,火主燔灼躁动故也。或以为寒客于筋者误也,盖寒虽主于收引,然止为厥逆禁固,屈伸不便,安得为转也? 所谓转者,动也。阳动阴静,热证明矣。夫转筋者,多由热甚霍乱吐泻所致,以脾胃土衰,则肝木自甚,而热烁于筋,故筋转也。夫发渴则为热,凡霍乱转筋而不渴者,未之有也。"《儒门事亲》云:"转筋者,风主肝,肝主筋,风急甚,故筋转也。〈内经〉谓:'风以动之'是也。"

子和主风,河间主火,深知卓识,先得我心之同。惟火动风生之理,尚引而未发,特续论之。夫胃者仓廪之官也,为气血生化之原,凡脏腑筋骨,赖以润养。故《素问·痿论》云:"阳明者,五藏六府之海,主闰宗筋,宗筋主束骨而利机关也。"陈无择《三因方》云:"转筋者,以阳明宗筋,属胃与大肠,今暴下暴吐,津液顿亡,宗筋失养,必致挛急,甚则卵缩舌卷,为难治"矣。据此则知阳明津液,因吐利而内涸,宗筋失润,亢阳化风。况肝主筋,为风木之脏,外风、内风,互为煽动,火随风转,窜烁于筋。转筋者,必起于足腓,《左传》秦和曰:"阳淫热疾,风淫末疾"也。甚则周身之筋,尽皆转动。《素问·疏五过论》云:"四肢转筋,死日有期。"洵危候也。知转筋为火风窜烁之证,则必用清火熄风之药,生津液则风熄,利小便则火清。惟复制庚申解疫饮有木瓜一品,《别录》称其善治"霍乱大吐下,转筋不止。"陶弘景曰:"木瓜最疗转筋。如转筋时,但呼其名,及书上作'木瓜'字,皆愈,此理亦不可解。"惟酸咸温涩,不利小便。罗天益《宝鉴》云:"太保刘仲海,日食蜜煎木瓜三五枚,同伴数人皆病淋。"知此则虽有石膏沉寒,足以制火风之窜烁,若转甚者,亦勿倍增。《灵枢·五味》篇云:"酸走筋,多食之令人癃。"诚恐木瓜酸温,癃涩水道,有以妨碍本方利小便之大法,当佐以桑枝、通草、薏苡仁、大豆黄卷、藕汁、梨汁、蔗浆之属,以救津液,甚者必加生地黄汁,乃足以当此绝筋血痹之大任。缘气根于津,血化于液,《阴阳二十五人》篇云:"血气皆少,则喜转筋"是也。若寒霍乱之既吐且利，小便复利者，则木瓜酸温，利筋缓痛，虽倍用之，亦无流弊，药有专长，此其例也。

客有惑者而问于余曰："君治转筋，以清火熄风为主，理固然矣。窃读张景岳驳河间之论有云：'凡患转筋者，必于大吐、大利之后，乃有此证。若转于吐利之前，而谓之火，犹可云因火而病也。既转于吐利之后，则上下皆已火去，岂因吐利而反生火耶？又何以吐利之前，火不转耶？'君其何以解之？"复答曰：吐利之前，津液充裕，宗筋不燥，则风火不能四窜，故筋不转也。惟大吐、大利之后，筋脉空虚，风火烈威，乘虚内袭。故转筋多在吐利之后者，以其津液大伤也。亦有未吐利而先转筋者，必其人酒色过度，阴精内损，风火径入，逼迫转痛，穷凶极厉，漫无休止。盖内无充裕之津液，以御其暴也。若吐利之后，津竭液涸，正胃燥肠枯，风火独劲之际，而曰"上下皆已火去"，岂《至真要大论》所谓"诸转反戾，皆属于热"之明文，竟未之读耶？查《景岳全书·霍乱论治第四条》有云："若吐利后转筋者，理中加石膏一两。"夫既曰吐利之后，皆已火去矣，何以反加石膏至一两之多耶？然其能知取法于《千金》治中汤，用石膏以治转筋，是又此老一线之明也。朱丹溪曰："石膏固济丹炉，苟非有膏，岂能为用？"是则石膏之所以清阳明，熄风火，充津液，治转筋，正以其石而膏也欤。《金匮要略》于转筋证，立鸡屎白散一方，不过取其利脾伐肝之意。今年用之多不效者，以其不能濡润津液也，然则附子、干姜、肉桂、牛膝之属，其可恣用无忌乎？先哲于风淫于内之证，必以甘寒熄之，义原有在矣。今本此义以治转筋，无不愈者。则知复之主用桑枝之属，所以佐石膏之镇动熄风也，尤必复入藕汁之属，以其为甘寒濡润之品也。或者病复用药偏凉，此执迷不悟之人，其终身大惑，牢不可破，乌足与言死里求生之治法哉？

◎ 论心慌

感热则烦，极烦成慌。疫既曰毒，其为火也明矣。复制庚申解疫饮，用金银花、兰草，正为解热毒、辟不祥而设也。夫心慌为田舍间之俗名，实即经籍所谓"烦躁"耳。烦躁为热极之征，故时疫吐利，未有不烦躁者。苟不烦躁，则非时行瘟疫，而为寒湿伤阳之病也。《素问·调经论》云："胃气热，热气薰胸中，故内热。"《伤寒论》太阳中篇云："大热入胃，胃中水竭躁烦。"是知心慌者，即此胃热上薰之烦躁也。世之治疫者，妄投姜、桂，腐肠烁液，其人必慌极以死。盖邪火内炽，阴精顷刻立尽耳。当死时情形之惨，笔难描画，循衣摸床，撮空撩乱，此正《至真要大论》所谓"诸躁狂越，皆属于火"也。斯时神明蔽塞，势极枭恶，宜解疫饮倍石膏、凝水石。《别录》固称石膏"止烦逆"，凝水石"除胃中热"也。若反覆颠倒，心中懊侬，舌上胎者，加栀子、香豉；若烦躁不已，舌绛者，加犀角、紫雪，<small>受业王松南谨按：紫雪方，附下卷《治例》第十四条。</small>庶可冀其火退慌止。《外台秘要》引张文仲疗霍乱烦躁方："浓煎竹叶饮五升，令灼灼尔，以淋转筋处。"据此则知热气燥烁于筋者，能煮竹叶饮，淋转筋处，使热散气和，则烦躁亦可赖之以安。固知转筋、烦躁，同属火热，火随风转为转筋，热薰胸中为烦躁。凡霍乱转筋而不烦躁者，未之有也。若霍乱吐利止后，犹自烦躁懊侬，卧寐不安者，《圣济总录》所载枇杷叶饮、竹叶汤、桑叶饮、栀子汤、粱米饮等，奇方小剂，极为合用。以"烦"字从"火"，绝不因寒，故《伤寒论》于少阴中寒之白通证、通脉四逆证，一见心烦，即加猪胆也。

客有惑者而问于余曰："伤寒白通、通脉加猪胆治烦固矣，乃又云：'少阴病吐利，手足厥冷，烦躁欲死者，吴茱萸汤主之。'夫烦躁而至于欲死，是不可谓不重，何以不于干姜、附子方内，加入猪胆，乃改任吴茱萸汤？此则令人有不可索解者，君其何以为说耶？"复答曰：此易明耳。观四逆汤方后云："强人可大附子一枚，干姜三两。"是白通、通脉之重用附子、干姜，乃病之属实者。若人参补五藏，大枣补少气、少津液、身中不足，是吴茱萸汤之用人参、大枣，乃病之属虚者。夫少阴主心肾，少阴实则心强，强则可胜附子之麻痹。故"利不止，厥逆无脉，干呕烦者"，则加猪胆以除烦，无他义也。少阴虚则心弱，弱则不胜附子之麻痹，故以吴茱萸代附子，生姜易干姜，复用人参安精神、定魂魄，乃所以治烦躁欲死者也。《神农本草》称甘草解毒,大枣和百药,则四逆汤之用甘草,吴茱萸汤之用大枣,非《五常政大论》所谓"能毒者,以厚药;不胜毒者,以薄药"之义欤?又吴茱萸证,属少阴中风;白通、通脉,属少阴伤寒,寒而兼烦,故附子、猪胆并用。唯风也,斯能致烦躁之欲死,故不用附子而改任吴茱萸,心强者用猪胆之苦寒,心弱者用人参之甘微寒。苦寒、甘寒,寒虽不同,虚烦、实烦,烦则一致,用寒治热,烦因以清,是以知烦之无寒证也。

尝见市医治吐利心慌,有引用灶心土、赤石脂者,服之则邪不得越,心慌益甚,火风益炽,其毙更速也;又有引用酸枣仁、柏子仁者,是揠苗助长之道也;又有明知心慌属热,屡用竹叶心、莲子心等药,以清心解慌,而迟迟不应者,此与扬汤止沸不殊也。嗟乎!石膏明洁晶莹,富涵水分,实为今年时行疫毒之专药,而世医知者绝少,何石膏之蹇于遇乎!

◎ 论疫脉

疫证之显者,市医且眩而惑之,况疫脉之隐于皮里乎?夫疫证异于常证,疫脉亦必异于常脉。疫乃火毒,势极迅速,故疫脉未有不数者《伤寒论·辨脉法》云:"数为在府。"《灵枢·五乱》篇云:"清浊相干,乱于肠胃,则为霍乱。"良由肠胃属腑,上吐下利,是风火据于肠胃,故脉数也。有浮而数者,有沉而数者,有半浮半沉而数者。浮为在表,疫毒浅也;沉为在里,疫毒深也;半浮半沉,疫毒由浅而深也。此以切脉之浮沉,察病机之浅深,固显而易知者,然更有难测者焉。疫毒暴发,吐利猖獗,未及半时,而脉即隐匿不现,然非无脉也,特沉伏至骨,重按斯得耳。盖疫毒深沉,脉伏若无,重清内热,脉自外透,与寒湿霍乱之"汗出而厥,脉微欲绝"者,病理治法,大相悬殊。

市医不学无术,见而惑之曰:"沉为阴脉,吐利脉沉,甚至于伏,阳将亡矣,急投参、附、姜、桂,以回欲脱之阳。"并妄引《伤寒论》少阴篇各条，以为辨据。临证如斯，丧心实甚，一误再误，不死不休！抑孰知脉象之变幻无常，非死于句下者所能蠡测乎？《灵枢·经脉》篇云："谷入于胃，脉道以通，血气乃行。"《素问·五藏别论》云："胃者水谷之海，六府之大源也。五味入口，藏于胃，以养五藏气。气口亦太阴也，是以五藏六府之气味，皆出于胃，变见于气口。"故经脉运行，皆禀气于胃，胃虚则脉虚，胃实则脉实，脉气之动，胃为之充。胃受疫毒，津液耗伤，营卫衰馁，脉动无力，于是乎不能鼓浮于外，而沉伏若无矣。非特此也，吐利太过，津竭液涸，壮火就燥，气为之蚀，而脉之沉数者，更进为微细模糊之象矣。斯时也，正危急存亡之交，亟投大剂石膏，清其蚀气之壮火，以存残余之津液，俾邪去正复，脉自渐起。苟犹豫不决，则毒火燎原，胃气消亡，脉息且为之不动矣，方治云乎哉？《平人气象论》云："脉无胃气者死。"旨哉言也！所以切脉之要，全在察胃。胃藏津液，化生气血，内充外灌，脉息以行。病则脉变，亡则脉停。胃中津液几何，能供时疫上吐下利之交征哉？世之治时疫者，重则理中、四逆，腐肠烂胃，轻则藿香、香薷，烁液刣津。受业叶慧龄谨按：理中汤、四逆汤，俱出《伤寒论》霍乱篇。藿香正气散、香薷散，俱出《和剂局方·伤寒门》。千投千死，百无一生，可谓惨矣！尝见市医治转筋者，多以火灸，正犯《伤寒论》太阳中篇"微数之脉，慎不可灸"之戒律。盖火气虽微，内攻有力，焦骨伤筋，血难复也。世人犯者甚多，特为揭出，以警将来。

◎ 论溲溺

疫病之吉凶，视乎溲溺之多少，溲多则吉，溲少则凶。此与寒湿霍乱通脉、四逆证之"既吐且利，小便复利"者，大异。尝见疫势险恶者，溲出涓滴，热如沸汤，其危殆者，即溲溺全无。然则溲溺之关系，岂不重哉？夫吐者水也，利者亦水也。《素问·灵兰秘典论》云："三焦者，决渎之官，水道出焉。"疫既吐利，则水不由三焦决渎以输布，而反供吐利之横流,三焦水道,早已废而不用矣,尚何决渎之可言也?考《伤寒》霍乱篇以五苓散主治"热,多欲饮水"之霍乱,后刘河间复广之以为甘露,今复复制之以为解疫。受业陈寿柏谨按:五苓散用茯苓、猪苓、泽泻、白术、桂枝,共五味。刘河间,桂苓甘露饮,就五苓加滑石、寒水石、石膏、甘草,以肉桂易桂枝,共九味。吾师制庚申石膏解疫饮,复于甘露方去肉桂、甘草,加银花、兰草、木瓜,以扁豆易白术,共十味。盖利三焦,则水道通,决渎行,上焦如雾,中焦如沤,下焦如渎,水液不复蓄于肠胃,以助疫疟,而吐利斯止矣。古者洪水泛滥,禹疏九河,而后水土平成。医治时疫,不利三焦水道,何以能治吐利之横流哉?故复制庚申解疫饮也,除木瓜外凡九品,无不具有渗利水道之药效者,正深惧夫溲溺之不及也。征之《神农本草》,则滑石、茯苓,主"利小便"也;猪苓、兰草,主"利水道"也;泽泻主"消水"也。惟石膏、凝水石、扁豆、金银花,虽无明文可征,然《别录》称石膏主"三焦大热"。《灵枢·本输》篇云:"三焦者,中渎之府也,水道出焉,属膀胱,是孤之府也。"按凝水石与石膏性近,是其利水功能,可以绎而知之也。《别录》又称扁豆主"下气",金银花主"身肿",则二品亦具有利水功能,是又可绎而知之者也。凡热霍乱转筋极者,此九品俱可增重,惟木瓜酸涩,不得倍用,诚恐溲溺由涓滴而癃闭耳。

夫察溲溺之有无,可以占肾气之绝否。何则?盖水入于胃,出走中焦,游溢精气,布散上焦,上焦出气,以温分肉,养骨节,通腠理,气血营卫,相贯运行,后经两肾之济泌血液,化为尿水。《素问·逆调论》云:"肾者,水藏。"《上古天真论》云:"肾者主水。"尿水既化,乃循下焦,别回肠,注于膀胱,以为小便,此即《经脉别论》所谓"通调水道,下输膀胱"也。今肠胃水液,受疫毒之鼓荡,不俟中焦吸出,而已上涌为吐,下注为利,横流泛滥,势不可遏,火风消烁,劫尽阴精。使肾脏泌尿有权,三焦不失决渎,则水液运行,疫无凭依,虽日在瘟疫林中,疫亦不易病人也。惟烟酒声色之徒,肾气早已大伤,一病时疫,溲溺全无。《伤寒论》太阳篇云:"阴虚,小便难。""小便利者,其人可治。""小便不利者,亡津液故也。""得小便利,必自愈。"故复治时疫,善决死生之期者,全恃此诀耳。夫医门经籍，人皆习诵者也，奈何入宝山而仍赤手以出，毫无所得耶？余方一出，环境皆谤，甘服热药死，不愿凉药生，劫运为之，谓之何哉！

◎ 论肢厥

《伤寒论》云："厥者，手足逆冷是也。"考"厥"字从"屰"，故《伤寒》又云："凡厥者，阴阳气不相顺接，便为厥。"夫四肢厥冷，兼见于吐利之际，固似中寒亡阳之危证也。然察《厥阴篇》有云："厥深者热亦深，厥微者热亦微。"可见多有厥为假象，热为真谛者。况时疫肢厥，必兼心慌口渴，咽干舌绛，溺热如沸汤，固与下利清谷、汗出而厥之为里寒外热者大异。要知时疫之厥冷与否，必视肺胃为转移，疫毒由鼻入者客于肺，由口入者客于胃。《灵枢·动枢》篇云："胃为五藏六府之海，其清气上注于肺，肺气从太阴而行之。"此言谷入于胃，脉道以通，血气乃行也。乃《本藏》篇称："胃者肉其应。"《痿论》称："肺主身之皮毛。"则又何也？《经脉别论》云："肺朝百脉，输精于皮毛。"《脉度》篇云："经脉为里，支而横者为络，络之别者为孙。"《经脉》篇云："诸络脉皆不能经大节之间，必行绝道而出入，复合于皮中，其会皆见于外。"据此则凡萦于皮毛肌肉者，皆为《皮部论》所谓"浮络"之脉。故《经脉》篇又云："诸脉者，常不可见也。其虚实也，以气口知之。脉之见者，皆络脉也。"《阴阳应象大论》云："壮火食气""壮火散气"。今肺胃津液，为火风疫毒，灼烁殆尽，脉中水分，复供吐利之抽汲。身中少火，化为壮火，冲和之气，为之散蚀。《动输》篇云："气之离藏也，卒然如弓弩之发。"则此时也，又何异于强弩之末耶？所以初仅浮络之行绝，而四肢厥冷，则是病机尚浅也。继乃大经之动微，而脉伏若无，则是病机已深也。故此四肢厥冷，为疫据肺胃之征，不得以寒霍乱之心肾阳微者，相为揆度。盖心阳微则汗出而厥，肾阳微则小便复利，固与流行传染之热霍乱，判如冰炭。所以诊候时疫，勿疑为寒，重清内热，外厥自退，此《灵枢·天年》篇所谓"血脉和调，肌肉解利"也。若察其舌润胎腻，胸膈闷满，则宜循五苓、甘露之例，酌加桂或桂枝，盖宗《至真要大论》"反佐以取之"之义。王太仆注："反其佐，以同其气，令声气应合"也。须知桂性辛温，少用则性微，微辛之味可以宣肺气，引胃津，温肉薰肤，充身泽毛，岂可指肢厥为阴寒之据，而敢纯用附子、干姜等辛热之药，以助其亢烈之疟乎？所以服大剂姜、桂、附子，而厥冷转甚者，与炉冶得鼓铸之力不殊也。仲景论广《汤液》，亦尝及之矣，其《太阳》上篇云："服桂枝汤大汗出后，大烦渴不解，脉洪大者，白虎加人参汤主之。"足知表寒未罢，里虽有热，尚有先用桂枝法，使表寒外解，而后专清里热也。又《厥阴篇》云："伤寒脉滑而厥者，里有热，白虎汤主之。"在伤寒发厥，一见脉滑，即知滑为里热，厥不因寒，早已引用白虎，而借重石膏矣。又《太阳》下篇云："伤寒无大热，口燥渴，心烦，背微恶寒者，白虎加人参汤主之。"可见伤寒之病，虽无大热，一见燥渴心烦之证，足征内热已炽，不暇计及背尚恶寒，而白虎存津之法，势所必投。伤寒且然，况疫毒乎？须知外厥而内热者，为阳厥；外厥而内寒者，为阴厥。外证多假，以内为真，《阴阳应象大论》云"治病必求于本"是也。阴厥清之必败，阳厥温之必亡。若疑似之际，泅而弗明，温清之间，畏而弗敢，其为祸也，尚忍言哉。乃市医无知，骤见四肢厥冷如冰，两脉伏匿若无，不曰虚寒，便曰亡阳，于烦渴溺热，毫不理会，信手写方，纯用热药，病者无知，虔诚煎服，南辕北辙，无一得生，寡人妻，孤人子，绝人嗣，覆人宗。呜呼！庸医惨毒，何以异于屠刽哉！

◎ 论肉脱

时疫之病，至于肉脱，其包罗百骸者，惟存一皮耳。眼腔深落，颧骨高悬，望之生畏，其势盖有甚于累卵者。《灵枢·寿夭刚柔》篇云："病而形肉脱，气胜形者死，形胜气者危矣。"夫时疫吐利，何遽于肉脱哉？《本藏》篇云："脾合胃，胃者肉其应。"胃受疫毒，鼓荡沸腾，内外津液，吐利殆尽，故肉应之而脱也。当此之时，肢冷如冰，音嘶如哑。《五禁》篇云："形肉已夺"，是一夺也；《玉版》篇云："四末清，脱形，泄甚"，是二夺也；《素问·脉要精微论》云："言而微，终日乃复言者，此夺气也"，是三夺也。病势至此，人事全非。七月中，用白虎加人参汤，治愈夏生剑佩，正以其形羸不能服药，难胜酸苦辛咸诸厚味也。学者若能深思隅反，庶足以悟此时疫濒危之治理焉。

客有惑者而问于余曰："吐利脱肉固矣，何肉脱之速，不俟周日耶？"复答曰：此正《五常政大论》所谓"阴精所奉其人寿，阳精所降其人夭"也。盖吐利太过，津竭液涸，以致在内之阴精，无以奉于外，而在外之阳精，反降于内，以供吐利之交征。是知肉脱迅速者，乃肠胃津液，瞬息涸竭，复自血脉，抽汲水分，此之谓"阳精所降也"。市医不达此理，骤见肢厥肉脱，必疑为大寒大虚之证，于是温之愈力，四肢愈厥，补之愈猛，肌肉愈脱。曾不思疫为湿热火风之病，何以反用温补，妄求长肌肉之效乎？

考古今本草载"长肌肉"者多矣，兹专就《神农》言之。按甘草、玉泉、胡麻，味甘平也；薯蓣，味甘温也；干地黄、冬葵子，味甘寒也；蒺藜子，味苦温也；枳实，味苦寒也；白马茎，味咸平也；又白芷、藁本，味皆辛温，则皆主"长肌肤"者也，都十一品。其性温性平者，姑置毋论。唯性之寒者，如干地黄、冬葵子、枳实三品，并能长肌肉，何也？盖地黄以逐血痹为长；冬葵子以利小便为长；枳实以除寒热结为长。推陈致新，病去正复。即如《千金方》治诸虚劳百损之无比薯蓣丸，方后尚云："若求大肥，加敦煌石膏二两。"固知肉脱之证，原不重夫温补也。况时疫吐利，暴不可遏，脉中水分，抽汲殆尽，血且结如枯虾。当此时也，亟于大剂石膏，方内加羚羊角咸寒，以去恶血，干地黄甘寒，以逐血痹，庶易转危于安。惟羚羊角奇昂，贫者以丹皮、红花、桃仁代之亦得。西人以盐水注射脉中，正符《伤寒论·平脉法》"水入于经，其血乃成"之说，故亦能起危急。然必在邪正两衰，侥幸未死之际。若当邪势方张，虽频注之，亦奚以为？忆本年八月十日，成都安乐寺侧，马君郁芬，病疫初起，但吐不利，胎湿不渴，四肢微厥，知非轻证，乞复治之。据其心慌溺热，断为染受时疫，并竭力表章石膏之长。渠本富翁，非补不服，见用石膏，深怀狐疑。余临行嘱之曰："本方石膏，例用数两，今减至五钱之少，可试服也。"乃勉服两剂，吐势渐平。渠欲广征医究，更招某医至，检所服两方，共用石膏一两，遂为之骇然曰："本年时证，纯属寒疫，应用温补，见石膏如见阎王。"_{数语系病者之三兄金门君，亲为余述者。}径用参、附、姜、桂之方。药甫下咽，利遂暴发，肢厥肉脱，咽干目赤，应之蜂起。病家见势不佳，改邀某医诊治，其议病与前医同，谓是病非热药误，乃石膏之所酿耳，宜于前方中，倍加大热大补之药，挽回阳气，病斯退也。夫病正猖獗，不先驱邪，反投温补，赍寇以粮，而曰退病，宁有是理乎？是方服后，慌极撩乱，颠倒床头者，凡十四小时，始得毙命。当其将死未死之际，惨相不忍目睹。病家虽痛诋两医热药之非，然已迟矣，徒悔何益？是案也，复本拟竭力图治，不意彼辈，嫁祸卖恶，李代桃僵。今则水落石出，情真事确，正孔子所谓"御人口给。"孟子所云："机辨之巧者也。"本论之附此案，非自夸己明，自示己是，而好与人争以要誉，不过藉以启来学之信，从而证石膏之不谬，诚恐世人之谤复者，并诬及治疫有功之石膏耳。

◎ 论妊娠染疫

余师愚曰："母之于胎，一气相连，盖胎赖母血以养。母病热疫，毒火蕴于血中，是母之血，即毒血也。苟不亟清其血中之毒，则胎独能无恙乎？须知胎热则动，胎凉则安。母病热疫，胎自热矣，竭力清解以凉血，使母病去，而胎可无虞。若不如此，而舍病以保胎，必至母子，两不保也。"至于产后，以及病中，适逢经至，当以类推。若云产后、经期，禁用凉剂，则误人性命，即在此言。

忆本年七月，虹桥亭侧，沈如兰室，妊娠染疫，吐利初发即乞余治。

投以解疫饮倍石膏，一服吐利止，再服妊娠安，中秋产后，母子俱极壮焉。又其邻妇，同时患疫，已逾十一小时，狂言妄闻，势极险恶，自料不复起矣。察其舌色紫黯无胎，以解疫饮去茯苓、猪、泽、倍石膏、滑石、凝水石，加入犀、羚、桃仁、丹参、芦菔汁、生地汁，三服而安，继与甘凉善后而愈。此以舌色紫黯，知其脉中枯竭，血结如虾也。王洪发轿夫之女，年已及笄，经闭骨蒸，已逾四月，中秋染疫，无力延医，自服六一散，及西瓜、冷水之类，吐利渐平。余怜而诊之，与解疫饮，三服随愈，惟口渴不止，常觉气逆面赤心烦，令服竹叶石膏汤五剂，<small>受业王松南谨按：竹叶石膏汤方，附下卷《治例》第三十八条。</small>即渴止气平，且骨蒸退而泛亦至矣。广汉蹇大令，宰华阳有声，其夫人妊娠病疫，目击庸医之误，严守不药之戒，惟服雪水，以解渴宁心而已，虽得苟延三日，然气出如火，咽喉若焚，饮即吐利，肢厥肉脱，音哑心慌，恶闻声响，两脉伏匿。复谓之曰："令正妊娠，早已腐烂，不必怀安胎之意，而忌石膏等寒凉之药。吾以妙剂，善为治之，或有望也。"疏方用石膏六斤，大令有难色，因曰："毒火郁炽，耗气煎血，胞胎何赖？古人原有悬钟之喻，谓樑腐而钟未有不落者。况舌青为子死之证，逐胎不恤，遑及安之哉。"果一剂甫毕，而各证大减矣，三剂而腐胎下，五剂而水谷安。至是计服石膏三十斤矣，遂增用两益气液之品于石膏方内，以善其后焉。时逾旬余，自以为病后体虚，恣食肉饼鸡汤，热因食复，又误饮姜苏红糖，遂益猖獗，更惑某医温补之说，竟以不起。噫！《素问·热论篇》云："病热少愈，食肉则复。"可不慎哉！<small>受业罗学培谨按：师治蹇母一事，士林谈及，至今为快。方甫撰就，报章竞先发表，医药两界，翕然景从。当时衙役配药，以生石膏六斤，凝水石四斤，滑石三斤，并余药等，分两过重，竟用竹篮负归。乃仆妇无知，于投药入砂锅时，砰然一响，锅底立碎，火亦随之以灭。岂其得而复失，早已预兆于此乎？然至今固已传为佳语也。</small>合江丁榕皋博士，宿患恶寒，常饵温补，陡染时疫，自谓不起，延复诊治，处方用石膏十八两治之，一月凡三发三愈，今且寒亦不恶，而康强更倍于往年矣。余同学周君寿华之兄伯鸾，素吸鸦片，吸久瘾深，骨瘦如豺，发枯如棕。秋初染疫，复即当机立断，主用石膏方，而寿华以乃兄烟瘾过深，不敢与服，次日火风交虐，势成燎原。复遂不顾一切，以解疫饮四倍滑石、凝水石，而石膏则用至五斤，且一日两剂，连服皆捷，吐平利止，厥退脉出。未及周日，即已安全出险矣。调理经旬，嘱用蜕膏戒烟而健。蜕膏方，附本论后。城南关岳庙侧，张庆云君，素患臁疮，在左胫内廉骨，溃烂臭恶。七月初，突发睾丸坠痛，终日呻吟，四日后，大吐大利，乞诊于余。知其染疫，于庚申解疫饮原方，倍增石膏、茯苓，重加茴、楝、荔、橘而愈，后用矾黄油治臁疮，数次即愈。矾黄油方，附本论《鸦片源流考》后。

据上各案观之，则知凡胎前、产后、经期、病中，一经染疫，即当大剂凉解，纵兼杂证，但随证佐药。如此治验者，不胜举载，聊录数案，以示信于来学。市医昧昧，既眩旧疾，又惑新疫，究竟于旧疾、新疫之间，不能摸索以求良治，冤乎生命，值此浩劫，舍用石膏凉解，更将何法以拯于火坑也哉？

客有惑者而问于余曰："君治时行瘟疫，每剂石膏有用至五斤、六斤之多者，惊世骇俗，于古有征乎？"复答曰：《伤寒论》新校正序：晋皇甫谧序《甲乙针经》云，"伊尹以元圣之才，撰用《神农本草》，以为《汤液》，汉张仲景论广《汤液》，为十数卷，用之多验。近世太医令王叔和，撰次仲景遗论甚精，皆可施用。"是仲景本伊尹之法，伊尹本神农之经。据此则神农《本草》、伊尹《汤液》、仲景《伤寒》，为一贯之薪传也。夫欲知《本草》所用之分两，必当求之于《汤液》，但《汤液经》既为仲景所论广，故又不得不求之于《伤寒》《金匮》矣。按两书所载用石膏者，为白虎汤、白虎加人参汤、白虎加桂枝汤、竹叶石膏汤、越婢汤、越婢加半夏汤、千金越婢加术汤、桂枝二越婢一汤、大青龙汤、小青龙加石膏汤、麻黄杏仁甘草石膏汤、麻黄升麻汤、厚朴麻黄汤、古今录验续命汤、风引汤、文蛤汤、木防己汤、竹皮大丸。检举所用分两，如白虎三汤、竹叶石膏汤，皆用至一斤也；木防己汤用石膏"十二枚，鸡子大"；大青龙汤、厚朴麻黄汤，所用石膏亦皆"如鸡子大，碎"。揆诸石膏、麻黄同用之越婢三汤，及麻黄杏仁甘草石膏汤，以为比例，则如鸡子大者，当作半斤也，然则十二枚，非六斤之重欤？虽汉与近代，衡制不同，要亦可谓重矣！考《神农》称石膏"味辛、微寒"，乃后世本草，误为大寒，岂味辛之药而能大寒者哉？岂大寒之性，而能重用者哉？善夫缪希雍《本草经疏》云："起死回生，功同金液。若用之尠少，则难表其功。世医罔解，特表而出之。"是诚见道之言也。

蜕膏 _{家方}

治吸气成瘾，吞膏成瘾。有病成瘾，无病成瘾。服此戒烟，最为著效。戒时眠食自若，精神自若，于不知不觉间，略无所苦，烟戒瘾断。方：

甘草 _{一斤}　杜仲 _{生，碎，半斤}　川贝母 _{四两}

上三味，用水十二斤，煎至六斤，滤去滓，加红糖三斤，收膏，即"蜕膏"也。烟瘾一钱，膏亦一钱，每日烟瘾几次，服药亦几次。初三日每蜕膏一两，加清烟膏一钱，以后每三日减烟一分。至十八日后，每三日减烟五厘。二十七日后，每五日减烟五厘。至五十二日后，烟已减尽。单服药膏，药膏服毕，烟瘾已绝，而人亦康复矣。若戒烟期内，发生别病，则每两蜕膏，照期多加烟一分，不可过多，自然病愈无苦。

家君国材公尝言"此为戒烟断瘾第一验方，但分两切勿擅自改易，否则不验。"国材公，字惺甫，因光宣政窳，乃建筑存心堂于城南文庙之东，近圣人居，课子孙读，闭门深居，不复问世，撝拾验方，博施济众。_{受业孟金崧谨按：甘草、杜仲、贝母、红糖四味戒烟方，自前清光绪初，即已传入吾苏，用者甚众，特无人能知此方原名之为"蜕膏"耳。○又按：昔有监犯詹启纶者，欲吞土自尽。其未吞之初，先诈众云："明日我生辰，今夕令办酒肴，与尔等一醉，何妨苦中作乐？宴罢，众酩酊，纶独醒，自倾烧酒一碗，化鸦片半斤，一气吞下。及众知之，已逾二时许，神色大变。幸有同牢共食之老犯人，胸有秘方，命人急破旧旱烟杆数枝，取其烟油满涂于肛门谷道上，而上边用粪清黎卢汁尽灌，约一时许，气转身活。此方上下兼治，从未有人用过，记之大可为吞烟自尽之续命汤也。}

○ 鸦片源流考

鸦片，世称洋烟，谓其来自外洋也。烟或作"煙"，谓烟本西土，原非国产也。考吸烟恶习，滥觞于印度、波斯、土耳其，而渐及于我国之台湾。在前清康熙十年，英人初输鸦片来华，为数甚少，每箱税银三两。至乾隆三十年后，每年输入约二百箱。嘉庆元年，增至三四千箱。及道光十九年，遽增至二万余箱。时林则徐督粤，下令严禁输入，所存烟土，悉数焚毁，数月之间，成效大著。其覆奏之语尤剀切，略言："烟不禁绝，国日贫，民日弱，数十年后，岂惟无可筹之饷，抑且无可用之兵。"英人义律等，六犯海口，皆受惩创，乃改图犯浙，陷定海，掠宁波，沿海骚动，势莫能御，不得已而媾和，其结果割让香港，复开放上海、宁波、福州、厦门、广州五口，为通商口岸，实开不平等条约之恶例。时道光二十二年七月二十四日，即西历一千八百四十二年八月二十九日，所谓《南京条约》是也。从此鸦片输入，日增一日，我国人之生命财产，与领土主权，损害剥削，日深一日。咸丰九年，不得已与英国另订输入条约，以洋药为名，征收关税，由是人民吸烟之多，几遍全国。至光绪十年，每年输入额约二十万箱。光绪二十年，每年输入约三十万箱。据此年关税调查表，每年有三千七百五十九万二千一百零八两。若从康熙十年至今日计之，利源之外溢，虽有巧历，不能知其数也。

至于国内本禁种植，迨经左宗棠、彭玉麟、李鸿章等，为抵制印土起见，建议自种罂粟，由是各处出产繁盛，人民反因价廉，而吸者愈多，而印土之输入，仍不少减。凡吸食鸦片者，初觉有无限之快乐，于是甘之如饴，嗜之若命，不旋踵间，渐成瘾癖，精神颓丧，躯体羸瘦，难于生育，祸及传种。迨至光绪三十二年三月，始下禁令，限十年为禁绝之期，与英人订《禁烟条约》，试办三年，著有成效。宣统三年四月，外务部尚书邹嘉来，与驻京英使续订禁烟条约，英政府允许：如不到七年，土药概行禁绝，则洋药亦同时停止。民国初元，重申禁令，雷厉风行，各省虽未能一致努力，扫除烟害，而拒毒运动，继续不息。及至袁氏当国，帝欲薰心，觊觎金钱，以资运动，使全国将绝之鸦片，为之复活。特派蔡乃煌为苏、粤、赣三省禁烟督办，藉禁烟之名，行卖烟之实，遂与上海土商订约，包销烟土六千箱，限于十八个月内销清，即民国六年三月也，每箱报效袁氏三千五百元。遂悍然设局公卖，自由吸食，以毒三省之民。况禁烟之道，全在通国厉行。否则，一隅有卖，吸者自多，种者亦因有路可售，挺而走险。是开三省之烟禁，实害全国之大防也。袁氏虽明知鸦片流毒，足以亡国灭种,奈何倒行逆施,既禁而复弛耶? 民国七年十二月,始将洋药商行上海存土,销毁净尽。但始勤终怠,仍无彻底办法。加以各地军阀,营私图利,阳奉阴违,包庇贩运,勒令农民,播种烟土,威逼利诱,无所不至。曾被国际联盟禁烟大会举发,我国列席代表朱兆莘氏,饱受攻击。国外烟土输入,亦由军阀包庇贩运。从此销耗金钱,靡有涯涘,戕害生命,难以数计,国弱民贫,实由于此! 推想将来,伊于胡底,国籍沦为黑籍,国民永作废民。<u>复念及此,不禁痛哭流涕</u>。受业贾尚龄谨按:万恶军阀,包庇贩烟,其最著者,以甲子年江浙齐卢开战,争夺上海贩土权利之役,为首屈一指。慨自前清以迄于民国,政府虽屡倡禁烟之议,然或操之过急,或失之因循。今幸蒋委员长,秉承孙先总理禁烟拒毒之遗训,在首都举行全国禁烟大会,誓必肃清烟毒,拯人民于苦海,得国际之同情,既颁布《禁烟拒毒实施办法》,复采用国民会议议决之《六年禁烟方案》,宽严并施。意者我国民族之复兴,其端赖是举乎。

矾黄油 家方

治两胫廉骨皮肉浇薄处,缠绵难愈之臁疮。方:

矾石 烧令汁枯　雄黄 各四钱　陈腊肉 四两

上三味,矾、黄研细末,遍涂肉上,用黄纸裹成一条,火烧使滴油,即"矾黄油"也。先用花椒煎汤洗疮,随以矾黄油敷患处,愈后用荆芥、防风、白芷、荷叶、韭菜,煎汤常洗。凡患此者,慎房室,忌发物,否则难效。

◎ 论小儿染疫

吴又可曰:"凡小儿感风寒疟痢等证,人皆易知。一染时疫,人所难窥,故耽误良多。盖由幼科专于痘、疹、吐、泻、惊、疳诸证,在时疫则甚略之,一也;古称幼科为哑科,盖不能尽馨所苦以告师,师又安能悉乎问切之义? 所以但知其不思乳食,心胸膨胀,疑其内伤乳食,安知其疫邪传胃耶? 但见呕吐恶心,口渴下利,则以小儿吐泻为常事,凡此总不暇致思为疫,二也。小儿神气娇怯,筋骨柔脆,一染时疫,延挨失治,即便两目上吊，不时惊搐，肢体发痉，十指钩曲，甚则角弓反张。及延幼科，正合其平日学习见闻之证，多误认为慢惊风，随投抱龙、安神等丸，竭尽惊风之剂，转治转剧。因见不啼不语，又将神门、眉心乱灸，艾火虽微，内攻甚急，两阳相搏，如火加油，死者不可胜计，深可痛悯！要知疫毒流行，大人、小儿，受邪则一，但因其气血筋骨柔脆，故现证为异耳。务必逐邪清热，以解疫毒。故用药与大人仿佛，凡五六岁以上者，药当减半；二三岁者，四分之一可也。又肠胃柔脆，稍有差误，为祸更速，临证尤宜审慎。"

按吴氏此论，曲尽幼科之弊。忆本年七月中，正小儿夭亡极盛之时，征其病状，初则烦渴壮热，暴吐注泻，继则昏沉搐搦，角弓反张。市医不察致病之原，而混以惊风名之，竟曰："大人死于瘟疫，小儿死于惊风。"抑孰知所谓"惊风"者，即为小儿染疫耶？群医贸贸，佥用惊风套药，千投千死。嗟乎！小儿何辜，遭此荼毒！复于儿疫，亦以石膏为主，无不十全其九。有山阴陈泽菴者，客居城北之苦竹林，素艰嗣息，乃郎甫周岁，陡发烦热吐利。幼科主用藿香正气散，是夜即昏沉抽掣。改延某医，知为暑热，主用竹叶石膏汤，鸡鸣后，即足冷面赤，目窜头摇，恶证毕具，望之生畏。于是广集诸医，征求万全之策。有谓变成惊风，当用抱龙丸者；有谓虚阳将脱，当用四逆汤者。而泽翁彷徨，莫知孰是，乃招复一决。察其指纹青紫，直透三关，气口数乱，深按焮热。《素问·平人气象论》所谓"脉躁尺热"者，正此候也。前医主用竹叶石膏汤，法原不谬，其误在石膏火煅耳。意者岂世人因石膏有"白虎"之号，率皆畏之如猛虎耶！举世骇然，不敢轻用，即偶一用之，亦不敢多。于是用之者，必以火煅，藉以减其清凉之性。岂知石膏之为物也，明洁晶莹，富涵水分，若火煅之，则水分枯槁，光泽尽失，清凉之性，转为涩滞。朱丹溪曰："石膏火煅，细研醋调，封丹灶，其固密甚于石脂，此盖兼质与能而得名，正与石脂同意。"陈修园曰："石膏见火则成石灰，今人畏其寒而煅用，则大失其本来之性矣。"所以服煅石膏者，无不肺胃闭阻，痰火凝结。李时珍曰："今人以石膏收豆腐，乃昔人所不知。"然试观坊间收豆腐者，所用石膏，必经火煅，可知其能凝豆浆而结成豆腐，与杨士瀛所谓"石膏煅过，最能收疮晕"同一药效。然则煅石膏阻气闭火，于此益可憬然悟矣。前医正蹈此弊，酿成恶候。论者俱责石膏偾事，不知其误在煅，而反谓"石膏煅用，尚能误人，其未煅者又当何如？"嗟乎！人同此心，心同此理。既无自知之明，而妄议石膏之非，又不知煅用之谬，而反致生用之疑！陋习相沿，牢不可破，谁复登坛高呼，藉以发聋振聩也哉！疏方用生石膏一两，佐以滑石、银花、桑枝、秦艽、胆草、胆星、通草、兰草，煎汤频饮，一剂甫尽，诸证霍然。续以甘凉善后，数日而瘥。嘱制福儿散常服，顽壮甚于往日。<small>福儿散方，附本论《麻疹证治论略》后。</small>追忆当日，群医在座，复倡是议，半多腹诽。缘此病之转变也，最易认为惊风，决不知为染疫；最易认为亡阳，决不知为热炽；最易嫁祸于石膏，决不知为煅用之所误。甚矣！格物致知，诚非寡识者，所可窥测也。

○ 麻疹证治论略

小引：

今春麻疹流行，夭殇甚众，盖亦小儿染疫也。《素问·遗编》云："五疫之至，皆相染易，无问大小，病状相似。"王叔和《伤寒例》云："一岁之中，长幼之病，多相似者，此则时行之气也。"陈无择《三因方》云："一方相染，长幼同病，即当作疫治。"据此足知染疫之义矣。余师愚自题其书曰：《疫疹一得》，盖亦本此。

形证：

初起咳嗽、喷嚏，两胞浮肿，眼泪汪汪，鼻流清涕，大便溏泻，身体渐热。二三日，或四五日，始见点于皮肤之上，形如麻粒，色若桃花，间有类于痘大者，但有颗粒而无根晕，微起泛而不生浆为异耳。

治法：

麻疹治法虽多，约之可分三类：一曰宣卫，即透发也；二曰清营，即化毒也；三曰培气血，即调理善后也。明此三法，则麻疹证治，了无遗义矣。

宣卫：形点未见之前，或见而未透之际，皆以宣卫为主。宣卫即开发皮毛,使麻疹伏毒,得以尽行透发也。宣卫重剂,如麻黄、升麻、葛根、蛇蜕、芫荽之属;宣卫轻剂,如荆芥、牛蒡、连翘、蝉蜕、葱白之属。再用杏仁、贝母、桔梗、冬桑叶、枇杷叶、丝瓜络之属,以理肺气,肺合皮毛也。医者对证撰用,审其缓急,而定方剂之轻重焉。

清营:麻毒原伏血中,自内出外,即是由营达卫,卫气一宣,续清营血,俾热毒清化,无复余留也。清营重剂,如生地、玄参、犀角、紫草之属;清营轻剂,如银花、红花、丹皮、芍药之属。而生石膏一品,尤擅两清营卫之长,凡麻疹已透,而犹热盛毒重者,舍此其谁属哉?

培气血:托毒外透者气也,被毒所烁者血也,故麻疹收没之后,亟宜培养气血。但气根于津,血化于液,只宜频用甘寒之剂,以资津液之复,如沙参、石斛、麦门冬、天花粉、薏苡仁、玉竹、竹茹之属。若骤用温补,则未有不偾乃事者也。

救逆:麻疹以透发为要,透发则毒化神清。设或误治,麻毒内陷,疹点突然收没者,切勿即服清营化毒之药,必重用透发有力之麻黄,如麻黄杏仁甘草石膏汤,乃克有济。盖此时早已气逆惊喘,口干舌燥,固非石膏不足以当此重任者。若疹不鲜艳而紫黑,神不清醒而昏乱,毒灼营血,势极险恶,当用紫雪、神犀,庶有万一之望焉。<small>受业王松南谨按:紫雪方,附</small>

<small>下卷《治例》第十四条。神犀丹方,附《治例》第三十条。</small>

举误:

宣卫、清营、培气血,为治麻疹之三大法门,择宜而用,千投千生,百无一失,固无救逆之可言矣。乃昧者以为麻疹不外升提,升而又升,竟至痰逆喉阻,因而致危者,此与揠苗助长不殊也;或有畏惧宣发,偏于退热,竟至蕴毒不透,遏伏致毙者,此与关门捉贼不殊也;或畏重剂,但服轻药,病重药轻,坐误时日,是何异于杯水车薪耶;或以下利误为漏底,温补杂投,辗转生变,是何异于抱薪救火耶!以上诸误,目击实多,敢为列举,冀觉误者之悟。

福儿散<small>家方</small>

治小儿诸般疳疾,日久不愈,渐至面色萎黄,肢体羸瘦,性情反常,

发干作穗,饮食不生肌肉,或项核,或腹大,或发热口疮,或便泻无神。久服杀虫消积,益脾胃,利脏腑,长肌肉,助发育。方:

干漆炒至烟尽,八钱　矾石烧令汁枯,八钱　鸡内金炙香勿焦,二十两　食盐微炒,十二两　麦芽微炒,十六两

上五味,异研为细末,称准,合匀,再研,瓷瓶收藏,即"福儿散"也。每用少许,拌入糕饼菜羹,使儿日日服之,勿辍。儿岁大小,以意加减。

◎ 论善后

疫毒流行,传染最烈。辨证论治,慎之于始,而补益调养,尤必善之于后。夫善后之道,可易言哉?在《内经》中,一则《至真要大论》云:"有者求之,无者求之,盛者责之,虚者责之";再则《阴阳应象大论》云:"因其衰而彰之";三则《五常政大论》云:"无积者,求藏虚则补之"。所谓"无积"者,无邪积之谓也。盖纯虚无邪,方可议补。然则时疫初解,吐利虽止,而火风余邪,最虑复燃,是以仍当借重石膏,为善后之良药。尝读仲景书,有治"伤寒解后,虚羸少气,气逆欲吐,竹叶石膏汤主之。"后世读者,多草草混过。况于时疫之后,睹其形消骨立,未有不从事峻补者。徐灵胎曰:"凡大病之后,必有留热,总宜清解。后人俱概用峻补,以留其邪,则元气不能骤复,愈补愈虚矣。"张石顽曰:"凡霍乱新定,周时内,慎勿便与谷气,多致杀人。必审其无邪者,方可与米汤调养。"然则米汤如是,况补药乎?复于时疫初解,每以石膏善后,如竹叶石膏汤、清燥救肺汤之类,受业王松南谨按:竹叶石膏汤方,附下卷《治例》第三十八条。清燥救肺汤方,附下卷《治例》第三十七条。功绩殊懋。盖疫毒侵入,弥漫肠胃,充斥经络。《素问·阴阳应象大论》云:"六经为川,肠胃为海。"用石膏以治吐利,是治疫毒之蓄于海者也,而蓄于经络者,如百川之错综,讵能骤除耶?夫欲启胸中之清气,靖经络之蓄邪,通内外之道路,联津液之灌输,实无出石膏之右者,何则?石膏之为物也,洁白细文,密如束针,松软易碎,随

击即解,纷纷星散,丝丝纵列,无一缕横陈。故陶弘景《别录》,纪其"解肌发汗"之功能,而邹润庵《疏证》,则赞其"善解横溢之热邪"。若时疫之吐利既止,而经络之蓄邪未靖者,舍加石膏于善后药中,不足以澄清百川,涤除余邪也。所以染受时疫,自始至终,不特赖以戡乱,亦且重其奠安。或者病复偏信石膏,过事寒凉,若此兴疑,人鬼关头,尚有打破之一日乎?

客有惑者而问于余曰:"《素问·五常政大论》云:'大毒治病,十去其六;常毒治病,十去其七;小毒治病,十去其八;无毒治病,十去其九;谷肉果菜,食养尽之,无使过之,伤其正也。'君既重用石膏于疫势方张之际,更续用作善后之药,毋乃太背制毒之旨乎?"复答曰:有是病则用是药,病当之,非正气当之也。果脉迟自汗,舌净无胎,溲溺清长,神萎息微,此为脏腑、经络,俱无疫邪之诊候,则补气滋血、填精益髓,诸法具在,而石膏固可勿用矣。虽然,石膏亦主虚劳,可久服者也。李时珍曰:"初虞氏《古今录验方》,治诸蒸病,有五蒸汤,亦是白虎加人参、茯苓、地黄、葛根,因病加减。王焘《外台秘要》,治骨蒸劳热久嗽,用石膏文如束针者一斤,粉甘草一两,细研如面,日以水调三四服,言其无毒,有大益,乃养命上药,不可忽其贱而疑其寒。《名医录》言:睦州杨士丞女,病骨蒸,内热外寒,众医不瘥,处州吴医用此方而体遂凉。愚谓此皆少壮,肺胃火盛,能食而病者言也。若衰暮及气虚血虚胃弱者,恐非所宜。"惟宜用石膏者,切勿顾忌。昔江笔花治一时疫发斑,前后服药,共用石膏十四斤,而毒斑始透。吴鞠通治一手足拘挛,前后服药,共用石膏六十斤,而步履始健。原书具在,不难覆按。可见药贵对证,万勿猜疑。《素问·六元正纪大论》云:"有故无殒,亦无殒也。"谚云:"有病则病受。"其斯之谓矣!

◎ 论防疫

《素问·遗编·刺法论》云:"正气内存,邪不可干。"《上古天真论》

云："精神内守，病安从来。"《评热病论》云："邪之所凑，其气必虚。"《灵枢·口问》篇云："邪之所在，皆为不足。"夫医家以邪喻病，以正喻人，必其人正气不足，乃易招病邪之传染。然则防疫之道，端在乎反求诸其身。

今之谈防疫者多矣，如何卫生，如何消毒，如何注射，如何服药。凡所为谋，不可谓非防疫之要。然而揆之实际，则防者自防，疫者仍疫，核其效果，实等于零。所谓有勤沐浴也，洁饮食也，慎寒温也，通空气也，尚运动也，固属卫生之要，但皆身外之事也。物必自腐，然后虫生；身必自亏，然后疾入。所以防疫之要，首重保身。而保身之要，端在节欲。古谚有云："无欲则刚。"良有以也。

夫男女大欲，厥为交媾，交媾为生殖传种之工作。女子经期，一月一至，所以男与女交，亦当定为一月一度，此为天然生理之暗示。顺天以行，不可违逆。违天者病，逆天者亡也。设不因生殖传种，而滥行交媾，甚者卜昼卜夜，漫无节制，是谓故违天然生理之暗示，病邪未有不乘虚而凭依之者。试观交媾之后，精竭神疲，气消力乏，奄奄一息，昏昏入睡。诸凡作劳，更有甚于此焉者乎？我故曰："欲防瘟疫，先禁交媾。"喻嘉言《尚论·四时》篇云："高人踢雪空山，而内藏愈固；渔父垂钓寒江，而外邪不侵。以藏精为御寒，乃称真御寒。"然则以藏精为防疫，乃称真防疫，义一而已矣。《素问·金匮真言论》云："精者，身之本也，故藏于精者，春不病温。"举春所以例四时也。凡耳鬓撕磨，酥胸凑舞，听香艳之歌曲，观肉感之影戏，即不交媾，亦足以动其欲而摇其精，阻碍防疫，莫此为甚！若非柳下惠其人，总以远避为上。即如夫妇居室，亦当发情止义，犹必分宿，以慎其独。否则，抚摩不已，玩弄继焉，更将何以杜渐防微耶？《褚氏遗书》云："合男子多，则沥枯虚人。"所以男女纵欲，未有不两败俱伤者。凡人无以为宝，惟精以为宝。精之于人也，百日保之，不见其有余，一旦损之，便感其不足。若遵守天然生理之暗示，男女交媾，一月一度，不但无伤，亦且有益。读《上古天真论》："肾者主水，受五藏六府之精而藏之，故五藏盛，乃能写。"从可知矣。《六节藏象论》云："肾者主蛰，封藏之本，精之处也。"若不动心纵欲，本可久藏而不泻，能知"精藏则强，精泻则弱"之至理。则好色者，贪图片时之欢，不顾百骸之枯，是其早已置保身防疫于度外矣。世有钻穴逾墙，视为韵事；宿娼挟妓，自诩风流。岂知欲不可纵，纵则成患；乐不可极，极则生悲。先哲有言："伤身之事不一，而好色者必死。"况当此疫疠流行之时，而敢开门以揖盗乎？所以提倡藏精，为防疫之本；清洁运动，为防疫之标。标本并重，斯为美善。苟专以消毒、注射、服药，为已尽防疫之能事，是诚不揣其本，而齐其末者矣。夫复何言！

补脂家方

治男女欢爱，房劳过度，头晕面黧，目暗耳鸣，腰痛脚酸，咳嗽气短，爪枯发落，盗汗骨蒸，唇燥便秘，肌体羸瘦，不能支持。受业何治成谨按：此附补脂等三则，师意在健人强身防疫而已，非赘文也，勿忽视。方：

胡桃生，连皮研　**黑芝麻**各一斤，生研。素患便溏者，微炒　**黑穞豆**四两，连皮炒研

上三味，用立冬后猪膏三斤，不中水，炼去滓，欲凝时，加入冰糖屑一斤，并诸药，搅匀，置阴静处凝定，即"补脂"也。每次用补脂一二匙，沸汤化服，或加鸡子二三枚同煮，点饥亦佳。若回教清真，用牛骨髓代猪膏。有痔疮者，加柿饼六两；健忘、惊悸、怔忡，及妇人月经不调者，并加龙眼肉六两；胸闷、气郁者，加金橘饼四两。受业巢曼麟谨按：穞豆生田野，小科细粒，霜后乃熟，即黑豆之小而坚者。今人多种之，然以野生者为最佳。二胞兄吾鸣病劳二载，寝汗废餐，渐至不起，自服"补脂"，三月而大治，且声音复出，朗若洪钟，爰自颜其居曰："吾以吾鸣斋。"

牵转白牛术家法

治久患梦遗滑精，服药不效者。

用细布一方，裁剪作一小囊，将外肾兜起，拴在腰后裤带之上。梦滑自免，道家谓之"张果老倒骑驴"。

炼身术家法

华佗五禽戏，达摩八段锦，皆为导引之流亚，凡习之者，可以养生除疾，可以长寿耐老。此炼身术，兼内外壮，内壮主静，外壮主动，且简而易习，效极神速，至可宝也。

一、盘脚正坐。初学随意坐定亦可。

二、闭目反观丹田。丹田在脐下一寸三分。

三、舌抵天堂。有津液时，吞入丹田。

四、牙齿咬紧。此法所以固齿也。若于小便时，亦能将牙齿咬紧，持之以恒，则虽年老，齿可不落。

五、鸣天鼓。用两手紧紧按住两耳，以两指弹脑后，其声如鼓，故曰鸣天鼓。万籁皆不能入耳，所以去凡念也。

六、取天然火，以运两目。两手掌心，用手对搓，顷刻即热，故谓天然火。速按住两眼，轻轻摩运，热退则重来，每次以七动为度。倘眼目有风火，或血筋穿眼，均能疗愈。能有常功，则虽年老，眼可不瞀。

七、干洗脸。天庭左右，两耳前后，两手用力摩擦，以擦热为度。久则容颜光华。倘两鬓不安，依法蒸擦，立刻全愈。

八、运项筋。先用两手擦颈项，以热为度。次用两指捋项内之筋，以微痛为度。后将头项前后左右，反复转动数次。人身之筋虽多，头项之筋，实通上下，故此法可以通全身之筋也。

九、用两手摩运两乳。乳有气眼，两手摩运，可以通血气，每次以三十六转为度。

十、用两手摩擦两胁。左手擦右边，右手擦左边，从夹子下起，斜斜而下，过脐而止，以九次为度，此法可以消谷气。

十一、撒两腿。盘坐稍久，两脚易于麻木，宜撒两腿，以舒其气血。

十二、运手脚。此法早则用于未起之先，晚则用于卧下之后。人体端直而卧，脚向上弯，手则捏拳，脚向直伸，手亦直伸，一收一放，均须用力，不过二十余次。暑天则汗，冬天则热，血脉未有不流通者也。

十三、长呼吸。此法用于每次饭后，务先运动一时，后用此法，或坐或卧均可，但先用二三四之法。长呼长吸，肚腹一鼓一收，饮食最易消化也。呼气必送至丹田而止。但初次试验此法，切勿过多，宜以九呼吸为度。

按：抱朴子云："明吐纳之道者，则为行气，足以延寿矣；知屈伸之法者，则为导引，可以难老矣。"家君国材公尝言："此炼身术，兼擅吐纳屈伸之长，术式虽浅，造诣则深。"同邑冯荫棠氏，以之授徒，皆得大益。学者宜力行之，勿怠。

◎ 结论

考隋大业中，太医博士巢元方，所撰《诸病源候总论》，以为疫疠，"与时气温热等病相类，皆由一岁之内，节气不和，寒暑乖候，或有暴风疾雨，雾露不散，则民多疾疫，病无长少，率皆相似，如有鬼厉之气，故云疫疠"；"欲辟却众邪百鬼，常存心为炎火如斗，煌煌光明，则百邪不敢干之，可以入于温疫之中"；"乘此以行于路，百物之恶精，疫气之疠鬼，将长揖之焉。"夫曰"众邪百鬼"，曰"百物恶精"，曰"疫气疠鬼"，岂皆怪诞不经之名哉？按陈振孙《书录解题》，称"王焘《外台秘要》诸论，多本此书"，今勘之，信然。晁公武《读书志》，称"宋朝旧制，用此书课试医士"。而太平兴国中，集《圣惠方》，每门之首，亦必冠以此书。先哲论为《内》《难》《甲乙》而后之第一书，信矣！然则巢氏所谓"百物恶精""疫气疠鬼"，据此可以必其非妄，盖承先圣鬼疰、蛊毒之遗义，渊源有自，固与巫祝之所谓"鬼厉"者不同。然则曰"鬼厉"也，曰"疠鬼"也，盖有微义存乎其间，未可溷为一谈也。按：鬼疰即细菌，蛊毒即原虫。第细菌、原虫，千种百类，莫不赖气候变迁，以为生存繁殖。所以《素问·遗编》归纳为木、火、金、水、土五疫，此五疫者，实即风、暑、燥、寒、湿五气郁酿之秽毒。医者但绝其秽毒酿疫之因，则细菌、原虫未有不歼灭者也。

既知疫毒有五气之不同，则论治处方，判若冰炭。夫长夏之季，雨淫日烈，吸受之者，湿从暑化，湿郁火炽，火动风生，鼓荡肆横，故兹所论为火风之热疫，而非寒疫。王叔和《伤寒例》云："从春分以后，至秋分节前，天有暴寒者，皆为时行寒疫也。"明吴又可论湿疫略兼火化之证，清余师愚论淫热化燥之疫，是吴、余各论病疫之一隅。而复又论火风之疫，亦补论疫病之一隅也。道光年间，王孟英著《霍乱论》两卷，及其《随息居重订霍乱论》四卷本，皆极精确详明之能事，洵为霍乱常治之书。然今年遵守其方者，轻则可愈，重则罕效，或世运之变欤，抑未偏重火风之治欤？读孟英之论，知霍乱之常法；究本论之议，知疫疠之变治。知常知变，始足以语医。孔子曰："中人以上，可以语上也；中人以下，不可以语上也。"昔苏东坡谪居黄州，连岁大疫，治以圣散子方，所全活者，至不可数，并云："用圣散子，一切不问，而阳毒发狂之类，入口即觉清凉，此殆不可以常理诘也。"陈无择《三因方》云："此药似治寒疫，因东坡作序，天下通行。辛未年，永嘉瘟疫，被害者，不可胜数。大概往时寒疫流行，其药偶中，抑或方土有所偏宜，未可妄用也。东坡便谓'一切不问'，似太不近人情。夫寒疫亦自能发狂，盖阴能发躁，阳能发厥，物极则反，理之常然，不可不知。"据此益信寒疫之方，不能治热疫，而湿疫、燥疫之方，亦各有专治，断断不能涸用也。虽然，五疫之邪，无不相兼，但有多寡之不同，从化之各异耳。复制庚申石膏解疫饮，为疫因湿热火风者设，亦不容用治清寒水湿诸疫也。世之治疫者，多循"疫"字之面，而涸涌谬误，故谨就管窥所及，粗陈端绪，尚望海内明哲大雅，有以诲正为幸。

时疫解惑论上卷终

| 眉山 | 弟子 | 邓肇乾贞白 | 校勘 |
| 广汉 | | 邓肇清子道 | |

时疫解惑论下卷

蜀华阳刘　复民叔甫著

男　文敦子厚　参

侄　文长百延　校

◎ 治例

上卷所载十三论，虽于治疫方针，大端已具，惟见证之先后，用药之权衡，以及兼证、变证、急治、缓治，种种例式，亦搀旁及。复心窃不自安，以为仓卒之际，难于检用，乃不厌文复，撰为五十条治例，以投时好。简语为例，易于记也；繁言为注，便于研也。从此纲举目张，眉列如炬，藉以烛破昏庸，潜消暗祟。虽非温峤燃犀，张汤决狱，然祈以永登世人于寿域之意，则至诚也。后来明哲，勿以是卷之续，而重提陆九芝所谓"自条自辨"，相为讥嘲，则幸甚矣。

（一）时疫之为病，上吐下利，或已转筋，或未转筋，必口渴心慌，目赤舌绛，溺出涓滴，热如沸汤者，庚申石膏解疫饮主之。

自注：此时行疫病之提纲也。时疫初起，上吐饮食，下利如糜，移时则继以清水，少顷热势猖獗，而吐酸泻热矣。转筋多在吐利之后，亦有吐利初起，而即转筋，及未吐利而先转筋者，故曰"或已转筋，或未转筋"也。然必具口渴心慌，目赤舌绛，溲溺涓滴，热如沸汤，始为时疫真谛。若神气安静，而不慌烦、躁渴者，则非时疫为病，本方切勿轻服，若不明辨而误用之，祸不旋踵也。

庚申石膏解疫饮_{自制}

生石膏_{二两五钱} 滑石 凝水石_{各一两，碎} 扁豆_{生，八钱} 木瓜 茯苓 猪苓 泽泻 兰草_{各三钱} 金银花_{四钱}

上十味，以水四大碗，煮取一碗半，去滓，不拘时服。

（二）时疫病，诊察确定，急用瓷锋砭血，使疫毒外泄故也。迟则虽砭而亦无血矣。

自注：诊察时疫，必具上条各证，始为确定。若腹痛虽甚，而喜得温按，唇口刮白，胸脘满闷，不慌不渴者，乃通常寒湿吐利之证，而非时行疫病也。轻者服余制送之痧药水足矣，_{受业王松南谨按：痧药水方，附上卷《总论》}后。并宜火灸，切忌砭血。若四肢虽冷，而反口渴心慌，腹痛虽甚，而反睛赤唇红，或畏热喜凉，咽干喉痛者，乃热郁气闭之证，急用刺血，切忌火攻。《中藏经》云："阴气不盛,阳气不衰,勿灸。"所以然者,盖灸善助阳,为内虚阴寒之所宜,而砭刺放血,则为专泄疫毒故耳。王清任曰："用针所刺而愈,皆风火气有余之证。不足之证,愈针愈坏。此针灸家隐讳而不肯言。"此即《素问·通评虚实论》所谓"络满经虚,刺阳灸阴;经满络虚,刺阴灸阳"之义也。凡霍乱痧胀,疫毒弥漫,由卫入营,经络壅塞,若不急砭,移时则毒炽津涸,血如枯虾,虽砭而无血出,为难治矣。疫之轻者,随砭即效,虽不服药,亦多有获愈者。又宜细看毛发,如有赤色者,或硬如骏鬣者,急拔去之。再看胸背如有长毛,亦必尽拔之。所以然者,热毒深入营血,毛发为血之余,血热毒炎。故若是也,拔之正所以泄其毒血,与砭法之义同。

（三）时疫病,宜砭少商、厉兑,以泄肺胃之毒。甚者增砭尺泽、委中,以分上下之势。所以然者,虑其闭郁也。

自注:少商为肺穴,在手大指内侧端,去甲爪角,如韭叶许。厉兑为胃穴,在足大指次指端,去爪如韭叶许。刺此两穴,则疫毒之由口鼻侵入者,随砭血而外泄矣。甚者弥漫上下,充斥表里,宜增砭尺泽、委中。尺泽者,手太阴肺经之穴也,在肘中约纹上,屈肘横纹筋骨䉡中。委中者,足太阳膀胱经之穴也,在腘中央约纹中。夫肺处于上,砭尺泽所以泄上部之毒也;膀胱处于下,砭委中所以泄下部之毒也。上下分消,其表里闭郁,有不开泄者乎? 且尺泽、委中两穴,均在关节之中,故其穴之左右上下皆可刺,刺之俱可愈,非若少商、厉兑两穴之在手足之末也。以上砭血,皆属刺络之法。考血之浮见于肌肤者为络,潜行于肉里者为经,缠绕九窍,绸缪百骸,环会周旋,靡所不至。《灵枢·邪气藏府病形》篇云:"经络之相贯,如环无端。"此之谓也,故一处闭郁,则百体失养。《中藏经》云:"荣卫不壅,不可以针。"方其壅也,非放发之,何以得通?《素问·调经论》云:"视其血络,刺出其血,无令恶血,得入于经,以成其疾。"《刺腰痛》篇云:"刺解脉,在郄中结络,如黍米,刺之血射以黑,见赤血而已。"《灵枢·经脉》篇云:"刺络脉者,必刺其结上,甚血者,虽无结,急取之,以写其邪,而出其血。"《寿夭刚柔》篇云:"久痹不去身者,视其血络，尽出其血。"《禁服》篇云："写其血络，血尽不殆矣。"要之，皆《小针解》篇所谓"宛陈则除之"之义也。然非读《灵》《素》《甲乙》，明经络俞穴，临证施治，乌足以知刺络出血之妙哉？

（四）时疫病，初起，恶寒发热，头脑昏闷，切禁辛温发散，解疫去扁豆加藿薷杏薄饮主之。

自注：湿热秽毒，由鼻袭入，蟠据肺部。肺主气而司呼吸，肺为邪据，清浊遂乱，郁闷于中，发为痧胀。肺合皮毛，故恶寒发热。肺处上焦，故头脑昏闷。解疫饮用扁豆者，《别录》所谓"和中"也，去之者，《金匮要略·卷三·果实菜谷禁忌》篇称其"患寒热者，不可食"也。加藿香者，所以去恶气，与兰草除陈气，相得益彰也。加香薷者，李时珍所谓"香薷乃夏月解表之药，如冬月之用麻黄"也。又薄荷主发汗，杏仁主下气，故并用之。然更有佐者，则取嚏之法尚焉，以胸中大气，为邪所阻，浊气不能呼出，清气不能吸入，宜用白痧药取嚏。《伤寒论·辨脉法》云："客气入内，嚏而出之。"盖浊气出，清气布矣。

庚申白痧药自制

生半夏去黄皮，四两　川贝母去心　白硼砂各二两　麝香　大梅片各四钱二分　麻黄去根节　牛黄各二钱　蟾酥九钱

上八味，生晒，各研细末，始称准，和匀，再研极细，瓷瓶收藏，蜡封口，勿泄气。每用少许，吹入鼻内，得嚏即苏。重者再用二三分，阴阳水调服，极效。受业巢曼麟谨按：大梅片即梅花冰片也。药肆有一种洋冰，以樟脑升提者，性热，万不可用。

（五）时疫病，初起，胸膈痞痛，胎白厚腻，切禁甘寒濡润，解疫去扁豆加半朴菖蔻饮主之。

自注：湿热秽毒，由口袭入，蟠据胃部。胃主纳而司饮食，胃为邪据，纳受遂阻，痰食相搏结为痞痛，急当开泄，切禁甘寒濡润。凡病皆然，不独时疫也。解疫饮中滑石一品，《神农本草》称其"荡胃中积聚寒热"，极为对证。宜再去扁豆之和中，而暂任半夏、厚朴之消痰食，菖蒲、豆蔻之治心腹痛。若痞开痛止，则撤除之，恐伤液也。《论语·乡党》云："鱼

馁而肉败，不食；色恶，不食；臭恶，不食；沽酒市脯，不食；祭肉不出三日，出三日不食之矣。"《千金方》云："原霍乱之为病也，皆因饮食，非关鬼神。"值此时疫流行传染之时，病从口入，务希清洁饮食，切勿徒快朵颐。

（六）时疫病，吐势凶厉，不受汤药者，宜急砭舌下两侧青筋出血，其吐立止，并于解疫饮中加矾石少许，冷服佳。

自注：舌下两侧青筋，即左右挟柱之络是也。矫舌刺之，疫毒重者，青筋且作紫黑色，候毒之所聚，而疏其所壅，故有意外之功焉。按矾石酸涩之药也，吐势凶暴，暂假酸涩，以遏其泛滥之势，切勿多用，故曰"加矾石少许"，而制方时反不列入也。寇宗奭曰："不可多服，损心肺，却水故也。水化，书纸上，干则水不能濡，故知其性却水也。"又矾性虽涩，得热则行，故宜冷服。《金匮要略》侯氏黑散方下云"热食即下，冷食自能助药力"，加法以石膏一两，入矾石四分，甚者倍之，准此为例。俗以白泥化水顿服，固能止吐，第堵塞疫毒，终至内闭，不可为法。

（七）时疫病，吐止而利仍暴者，宜利小便，以开支流，解疫倍滑石茯苓猪泽饮主之。

自注：吐止则胃渐和矣。利仍暴，则肠尚失其济泌别汁之官能。《灵枢·营卫生会》篇云："下焦者，别回肠，注于膀胱，而渗入焉。"所以吐止而仍暴者，必开支流。开支流者，使大小肠复其济泌别汁之常，循下焦以渗入膀胱，则暴利未有不夺其势焉者也。若水涸而利不暴者，则猪、泽、茯苓，并宜撤去，而滑石亦不必倍加矣。此运用之妙，非笔楮所能尽传也。

（八）时疫病，吐利太过，水液涸竭，干呕虚迫，大渴引饮者，解疫新加人参饮主之。

自注：肠胃水液，受疫毒鼓荡，而上吐下利，延时既久，水涸液竭，虽脉中水分，亦被其抽汲。《素问·玉版论》云："虚泄为夺血。"《伤寒论》云："利止亡血。"以致干呕虚迫，引外水以自救。然阳明燥热，能饮冷者生。特虑其不能引饮耳，宜解疫饮原方，去猪苓、泽泻、兰草，另用人参，蒸取浓汁，临服酌加。夫人参为时行疫毒之禁药，今破例用之，故曰"新加"，惟勿用于邪势方张之际。

（九）时疫病，上吐下利，肝风内动，肝主筋，筋燥失润，火风窜烁，转动挛痛。若外治之方，烧酒摩揉，盐汤暖渍，酢煮布拓，用得其宜，亦足以起危急也。

自注：转筋初发，起于足腓，俗呼"腿肚"是也，宜用好烧酒摩揉硬处。盖酒性善行，行则筋舒，摩揉善运，运则脉畅，故其硬处软散即愈也。《千金方》："治霍乱转筋入腹，无可奈何者。"有二方：一，"作极咸盐汤于槽中，暖渍之。"二，"以酢煮青布拓之，冷即易。"夫盐味极咸，咸能软坚；酢味极酸，酸能柔刚。或渍或拓，用治转筋，屡试屡验。又木瓜酸温，最疗转筋，《圣惠方》用"木瓜煎汤，浸青布，裹其足。"亦良法也。昧者反与寒水沃转筋之处，致寒气外闭，火风内郁，其势未有不剧者。故《千金方》又云："若冷即遍体转筋。"洵为历练之言！《外台秘要》载《近效》疗脚转筋，及浑身转筋方："暖水稍热于浴斛中，坐浸，须臾便差，如汤沃雪。"

（十）转筋之证，慎不可灸。因火为邪，则为烦逆，追虚逐实，血散脉中，火气虽微，内攻有力，焦骨伤筋，血难复也。

自注：转筋为火风窜烁之证，此而灸之，则虚者益虚，热者益热，不至伤残不止矣。尝见病疫者，延医灸之，重则立毙，轻则筋缩而为废人，可不慎哉！市之妄悬万病一针灸之市招，借以渔利者，其亦知所警觉乎？按针、灸二者，各有专治。《素问·太阴阳明论》云："阳道实，阴道虚。"虚为不足，不足则陷，灸所以举陷，故寒证宜灸；实为有余，有余则升，针所以泄余，故热证宜针，瓷锋砭血，与针刺出血同。故时疫热毒，宜刺不宜灸。

（十一）解疫饮中木瓜，原是利筋缓痛之用，若转甚者，慎勿倍增，宜重加桑枝通草主之。

自注：初得时疫，即于席下厚铺竹叶，令病人卧于席上，多有不发转筋者。若已转筋，则方中木瓜，足以胜任。考木瓜虽善治吐利转筋，惟本年病时疫者，多绝溲溺，木瓜酸温，癃涩水道，故不宜多用也，宜再重加桑枝、通草,息风渗溺,并行不悖。夫慎疾选药,首重立于不败之地。复于木瓜,谆谆示诫,其庶乎近之矣!

(十二) 时疫病,转筋,牵缩阴丸,痛迫小腹,周身之筋,尽皆转动者,解疫饮二倍石膏,再加薏苡仁大豆黄卷主之。

自注:转筋轻者,仅在手足,重者必遍全体。若胸腹胁筋俱转,牵缩阴丸,痛迫小腹,火风烈威,燎原莫制,宜二倍石膏之沉寒,俾足以制火风之煽动,再加薏苡仁、豆黄卷,以除筋急拘挛。若胃阴因火风消烁而亡,以致舌绛光亮,扪之无津者,亟加梨汁、藕汁、蔗浆之属,以救阴精,喻嘉言所谓"风淫于内,治以甘寒"之经法也。甚者加生地黄汁,乃足以当大任。考《千金》治中汤方后云:"若转筋者,加石膏三两。"治中汤即仲景治寒霍乱之理中丸也。夫于寒霍乱转筋,且重用石膏,况此为火风时疫之转筋乎? 所以本条用解疫饮二倍石膏以治之也。受业李哲筠谨按:石膏治转筋宜参卷末《辨伤寒脚挛急》一文,可以备悉其详。

(十三) 转筋不止者,男子则以手挽其阴牵之,女子则挽其乳,近左右边。若阴缩者死,乳缩者亦死。

自注:此《千金》法也。茎、乳皆筋之结聚,挽之可保暂时伸舒,以俟药力之援。迟则邪火煎熬,精血枯涸,茎、乳且缩矣,缩则筋死而不可治也。

(十四) 时疫病,心慌,循衣摸床,撮空撩乱,宜解疫倍石膏凝水石饮主之。若舌上胎者,加栀子、香豉;若舌绛者,加犀角、紫雪。

自注:心慌是胃热上薰之证,烦乱之极者也;循衣摸床,撮空撩乱,则躁之极者也。烦者心烦不安之谓,躁者手足躁动不宁之谓,皆火为病也,切禁灶心土、酸枣仁等药,犯之多成不治。倍石膏、凝水石,所以清内热也。若反覆颠倒,心中懊侬,舌上胎者,加栀子、香豉,以泄胸中之郁毒;若舌绛者,肠胃津液,吐利殆尽,虽脉中水分,亦被抽汲,血且结如枯虾,宜加干地黄浸汁,磨羚羊角、犀角,调服紫雪,烦除止后服。

紫雪和剂局方

疗脚气,毒遍内外,烦热不解,口中生疮,狂易叫走,瘴疫毒疠,卒死温疟,五尸五疰,心腹诸疾,疠刺切痛,及解诸热药毒发,邪热卒黄等。并解蛊毒鬼魅,野道热毒。又治小儿惊痫百病。

黄金一百两。受业刘伯溶谨按:徐灵胎曰:"以飞金一万页代之尤妙。"薛公望曰:"方中黄金不用亦可。" 磁石 寒水石 石膏 滑石各三斤

已上并捣碎,用水一斛,煮至四斗,去滓,入下项。

羚羊角屑 犀角屑 青木香捣碎 沉香捣碎,各五斤 玄参洗,焙,捣碎 升麻各一斤 丁香一两,捣碎 甘草炙,八两

已上入前药汁中,再煮取一斗五升,去滓,入下项。

朴硝精者,十斤 硝石四升,如阙,芒硝亦得。一本作四斤。○受业刘伯溶谨按:徐灵胎曰:"二硝宜用十分之一,则药力厚,丁香用二两,余所合者皆然。"

已上二味,入前药汁中,微火上煎,柳木篦搅,不住手,候有七升,投在木盆中,半日欲凝,入下项。

麝香当门子一两二钱半,研 朱砂飞研,三两

已上二味,入前药中,搅调令匀,停之二日,药成霜雪紫色。每服一钱或二钱,冷水调下,大人、小儿,临时以意加减,并食后服。受业刘伯溶谨按:徐灵胎曰:"邪火、毒火,穿经入脏,无药可治,此能消解,其效如神。"

(十五) 时疫病,手足躁扰,必与慌烦并见,但躁而不烦者,则解疫饮慎勿与服,常须识此,勿令误也。

自注:胃热内薰,心为所乘,故烦。烦极则慌,慌极而狂越,故手足为之躁动。盖火薰于中,兼越于外也。若阴寒内生,逼阳于外,则中寒而外热,热在外而不在内,故但手足躁扰,而心不慌烦也。心不慌烦者,慎勿与解疫饮。所以时疫病之手足躁扰,必与慌烦共见者,正以其内外皆热耳。昔人固执"烦为阳,躁为阴"之说,凡于躁证,必用姜、附,殆未参透此理也欤!

(十六) 时疫病,声嘶音微,或径哑者,解疫倍石膏银花饮主之。

自注:凡物中空有窍者能鸣,肺窍而虚者也,故声出于肺。疫毒火风,炎上升腾,肺灼金破,声带失其官能,以致声音嘶哑。惟必兼见于肢厥肉脱之际,诚危候也,增石膏之沉寒,以制升腾之势,倍银花之芳香,

以解清道之毒。若肉脱肢厥,气微不足以言者,宜酌加人参。

（十七）时疫病,吐利已止,而声仍不出者,解疫饮加麦门冬、玉竹、马兜铃、通草,使肺气润利则愈。

自注:吐利既止,溲溺复常,而声仍不出者,是声带受灼之后,燥而不润,故加麦冬、玉竹以润燥,若再加兜铃、通草以开音,斯标本兼顾矣。但方中猪苓、泽泻、木瓜、兰草,并须撤去为宜。若疫病治愈已久,而声仍不出者,当从阴虚论治。

（十八）时疫病,呃忒不止,舌润胎腻者,解疫去扁豆加旋橘半朴饮主之。

自注:呃忒不止,舌润胎腻,多在吐利初起之际,邪郁于中,气不宣布。然亦其人素有痰饮,或挟宿食之故耳,加旋覆花、橘皮、半夏、厚朴者,所以消除痰食,俾升降利,枢机顺也。市医以山查、槟榔、枳壳、神曲、麦芽、莱菔子以消导之,亦有殊效,甚者宜酌用后第三十二条之吐法。

（十九）时疫病,呃忒不止,舌光无胎,宜且梨汁、藕汁、西瓜汁,磨降香、沉香,与解疫饮间服。

自注:呃忒为火风上冲,舌光为胃液受刦,逆气不止,危象百出,故以诸汁滋液,诸香降逆,而与解疫饮相间服之,补其不及也。舌黯无津,可加犀角,若误服治寒证呃忒之丁香、柿蒂、灶心土等,是诚再逆促命期也,可溷用哉! 罗生玉琳之五婶,病时疫呃忒,玉琳按本条法主治,疫解呃止,惟渴饮不已,求方于余,当嘱用细细含咽法,果验,方附后。

《广济》疗消渴口苦舌干。方:《外台秘要》

麦门冬五两　栝蒌三两,切　乌梅一颗　小麦三合　茅根　竹茹各一升

上六味,以水九升,煮取三升,去滓,细细含咽,分为四五服,忌面、炙肉。

四胞弟季伟,长自贡地方审判厅时,有老推事久病消渴,百治不瘥,季伟代求药方,余据笺述有"口苦咽干,气撞心热"八字,即举此方以应之,后得书报,凡服七剂而愈。

（二十）时疫病,四肢厥冷,口干舌焦者,解疫倍石膏茯苓饮主之。

自注:《伤寒论》厥阴篇云:"伤寒脉滑而厥者,里有热,白虎汤主之。"可知凡里热外厥之证,但清内热,外厥自退。此云"口干舌焦",与下条所谓"舌润胎腻"者不同,固不必以辛温宣阳为务也。按《神农本草》主"口干舌焦"者三品,石膏、茯苓、络石也,石膏味辛微寒,茯苓味甘平,故皆倍用之。惟络石味苦温,主痈肿,不中选也。

(二十一)时疫病,四肢厥冷,舌润胎腻,胸膈闷满者,宜解疫饮酌加肉桂、桂枝。

自注:舌润则津液尚充,胎腻则内湿犹盛,与前条"口干舌焦"者不同。所谓"酌加"者,谓肉桂、桂枝,所以化气宣阳,非假其辛热之性,以温阳散寒,故不可多用。此宗仲景五苓散、河间甘露饮两方之义也。

(二十二)时疫病,形消肉脱,厥冷若冰,勿疑厥冷为寒,肉脱为虚,宜解疫二倍石膏饮主之。

自注:肺合皮毛,胃主肌肉,肺闭则肢厥,胃燥则肉消。石膏色白,体重性寒,故能清肃肺胃,肺肃则厥退,胃清则肉充矣。按《千金方》载无比薯蓣丸云:"若求大肥,加燉煌石膏二两。"夫无比薯蓣丸,为治诸虚劳百损之方,欲求大肥,尚加石膏,则病时疫而致形消肉脱者,重用石膏,又何疑之有焉?

(二十三)时疫病,脉不出者,慎勿妄用人参、附子,绝人长命也。

自注:疫毒深沉,脉伏若无,与少阴吐利、脉微欲绝者不同。微绝为寒,沉伏为热,重清内热,脉自外透。妄用参、附,助火刲阴,焦头烂额,肠腐胃朽,如此死者,医杀之也。

(二十四)服石膏方,脉续出者生,暴出者死。

自注:石膏方所以清淫热者也,热去津回,脉自渐出。若暴出者,是元气独浮,暴脱于外,脉为无根,故主死也。

(二十五)服石膏方,疫解数日后,恶寒蜷卧,脉迟自汗,口中和,小便利,以其因虚中寒故也,当温之,宜服四逆辈。

自注:疫解之后,元气未易即复,因虚中寒,直反掌间耳,不可以为当此瘟疫流行之时,而忽焉不察,智者千虑,必有一失也。又时疫病过服石膏寒凉,亦多蹈此病辙,不可不知,王清任所谓"姜、附效在毒败人弱气衰"者是已。四逆辈谓药性同类,如通脉四逆汤、茯苓四逆汤、真武汤、附子汤皆可引用,惟轻重缓急,有不同耳。

(二十六)时疫病,口焦舌干,不能引饮者死。

自注:口焦舌干,津液竭矣,而反不能引饮,则气亦随之俱伤矣。尤在泾曰:"阳明津竭,舌干口燥者,不足虑也。若并亡其阳则殆矣。是以阳明燥渴,能饮冷者生,不能饮冷者死。"的是见到之言也。

(二十七)时疫病,始终无溺者死。

自注:肾为水脏,膀胱为水腑,三焦为水道,始终无溺,肾脏气竭,腑气不通也,故主死。

(二十八)服解疫饮后,溲溺仍闭,少腹满痛拒按者,宜去木瓜,加桂枝橘核海金沙主之。

自注:解疫饮之用滑石、茯苓、猪、泽,所以渗三焦之水道,以利决渎而通溲溺也。服之反觉少腹满痛,是病在膀胱之气化,故去木瓜之酸涩,加桂枝、橘核以化气,海金沙以决壅也。

(二十九)时疫病,猝然倒地,不吐不利,神气昏瞀,身强肉青,是为痧胀内闭,急与砭血,并用白痧药取嚏。<small>受业王松南谨按:白痧药方,详前第四条。</small>

自注:此邪入心营,闭其神明之证也。昏瞀是神迷,肉青是络疆。乃疫疬之毒,由鼻入肺,逆陷心营,而不顺传肠胃,故猝然倒地,不省人事。但必以目赤、舌绛为候,与吐利、转筋之邪得发越者不同。夫闭者宜开,故用白痧药取嚏,并以新汲水煎鲜菖蒲调服白痧药二三分,原藉芳香之品,俾开闭伏之邪,若迟治则内闭而外脱矣。<small>受业孟金嵩谨按:新汲水,井中新汲之水也,性味同于雪水,以土厚水深,源远而质洁者为佳。若停污浊水,非徒无益,亦且损人。</small>

(三十)痧闭得嚏后,胎白如粉,舌绛如珠,咽干喉痛,目赤神烦者,宜兰草银花煎汤,送服神犀丹。

自注:秽浊疫毒,虽经开透,余邪未解,营分未清,故续用清解营秽之法。亦间有毒移肠胃,而发吐利转筋等证者,径照前列各例治之可也。

神犀丹《温热经纬》

治温热暑疫诸病，邪不即解，耗液伤营，逆传内陷，痉厥昏狂，谵语发斑等证。但看病人舌色干光，或紫绛，或圆硬，或黑胎，皆以此丹救之。若初病即觉神情昏躁而舌赤口干者，是温暑直入营分。酷暑之时，阴虚之体，及新产妇人，患此最多，急须用此，多可挽回，切勿拘泥日数，误投别剂，以偾事也。兼治痘瘄毒重，夹带紫斑危证，暨痘疹后，余毒内炽，口糜咽腐，目赤神烦诸证。

乌犀角尖磨汁　石菖蒲　黄芩各六两　香豉八两　直怀生地冷水洗净，浸透，捣，绞汁　银花各一斤，如有鲜者，捣汁用，尤良　连翘十两　花粉　紫草各四两　玄参七两　板蓝根九两，无则以飞净青黛代之　粪清十两

各生晒研细，忌用火炒。以犀角、地黄汁、粪清，和捣为丸。切勿加蜜，如难丸，可将香豉煮烂。每重三钱，凉开水化服，日二次，小儿减半。如无粪清可加人中黄四两。

（三十一）时疫未发前数日，多有痿弱无力，似虚似损者，市医以生脉散主治，用意迎合，疫毒受补，致成闭证者多矣。

自注：《灵枢·决气》篇云："谷入气满，淖泽注于骨，骨属屈伸。"可知痿弱无力者，疫毒潜伏，早已耗其水谷之精也。生脉散一名参麦散，疫为湿热火风之毒，一经补敛，即成闭证，死不旋踵，医之罪也。

（三十二）时疫病，欲吐不吐，欲利不利，胸腹胀满，绞刺疼痛，两脉沉伏，状若神灵所附，顷刻之间，便致气闷欲绝，亟用盐汤探吐。

自注：疫毒由口袭入，挟胃中有形之宿食，阻塞升降之道路，故呈欲吐不吐，欲利不利之证状。邪结中焦，胸腹绞痛，其势之急，有更甚于吐利者，昔名"干霍乱"，正以其求吐不能、求利不得也。夫时疫为病，诚惧吐利。然邪之轻者，得吐利反足以分消，故亦有不药而愈者。所以此条气闷欲绝，必取法于《千金方》之盐汤探吐。薛生白曰："干霍乱用探吐，泄胃中有形之滞。"诚是也。

盐汤《千金方》
治霍乱蛊毒，宿食不消，积冷，心腹烦满，鬼气。方：
极咸盐汤

用三升,热饮一升,刺口令吐,宿食使尽,不吐更服,吐讫复饮,三吐乃住,静止。此法大胜诸治,俗人以田舍浅近之法,鄙而不用,守死而已。凡有此证,即须先用之。受业徐敬齐谨按:张石顽曰:"本方治结热喘逆、胸中病,令人吐。故云有吐病先用之。"○受业罗柏声谨按:《千金》盐汤,原出《金匮要略·卷下·第二十五》。

(三十三) 得吐利后,随证治之。假令痰食已尽,宜甘澜石斛饮。若腹痛不止者,童便制香附主之。

自注:得吐利后,津气耗伤,肠胃空虚,宜用甘澜石斛饮,以善其后。《神农本草》称石斛"久服厚肠胃,轻身延年"。甘澜水则动而不息,避停潴也。若腹痛不止者,宜用白汤送服童便制香附末四钱。童便解毒,香附宣郁,乃所以畅其气机也。以上略示得吐利后,随证治之之活法。

甘澜石斛饮自制

治暑热伤人,气短自汗,口渴心烦,并治吐利后,胃燥肠枯,补五藏,虚劳羸瘦,久服厚肠胃,轻身延年。方:

石斛一两

上一味,以甘澜水二大碗,煮取一中碗,去滓,不拘时服。受业杨邦俊谨按:读先生用石斛治吐利后、胃燥肠枯,然后乃悟其"久服厚肠胃"之奥义焉。○受业孟金嵩谨按:作甘澜水法,取水二斗,置大盆内,以杓扬之,上有珠子五六千颗相逐,取用之也。门人罗玉琳、叶慧龄、罗柏声、包介眉、文注江、杨邦俊、何治成、金毓瑜,诸生同问曰:"神农称石斛久服,以其味甘、性平也,何以《本草·本说》云:'上药一百二十种为君,主养命,以应天,无毒,多服久服,不伤人,欲轻身益气,不老延年者,本上经。'然则酸、苦、辛、咸诸药,亦可以多服、久服耶?"答曰:史称神农尝味草木,盖所以教民稼穑者也。诸谷而外,皆列于药。药以治病,谷以养生。谷为中和之品,固可多服,亦可久服。若夫药也,性味偏驳,偏则不中,驳则不和,绝无久服、多服之理。征之《素问·五常政大论》云:"大毒治病,十去其六;常毒治病,十去其七;小毒治病,十去其八;无毒治病,十去其九;谷肉果菜,食养尽之,无使过之,伤其正也。"据此即无毒之药,十去其九,亦当止服,况大毒、常毒、小毒之品耶? 是则药之不宜多服、久服也明矣! 所以然者,久而增气,物化之常，气增而久，夭之由也。试检《本草》上品，如消石、朴硝之通大便，若多服、久服，不将洞泻不已乎？滑石、车前之利小便，若多服、久服，不将漩溺不禁乎？牛膝之堕胎，细辛之发汗，此皆可多服、久服者乎？界于谷药之间者为菜蔬，苟经年累月，仅用一菜以佐餐，尚有厌而难吃之势，况药性偏驳，更十百倍于菜蔬者乎？揆之人情，有好有恶。好食者，则喜而纳之，恶食者，则拒而不纳。无则纳，有则拒，理自然也。强其人之所不喜，撤其人之所必好，是谓拂人自然之性，病必逮夫身。所以可能多服、久服者，除诸谷外，菜蔬尚不可能，而偏驳之药能之乎？然《本草》上品，明述多服、久服者，凡百余品味，必非偶误可知，盖有正解者在也。按《伤寒例》云："凡发汗温暖汤药，其方虽言日三服，若病剧不解，当促其间，可半日中，尽三服。若与病相阻，即便有所觉，病重者，一日一夜，当晬时观之。如服一剂，病证犹在，故当复作本汤服之。至有不肯汗出，服三剂乃解。"据此则知，"顿服而量重"者谓之"多"，"不愈而连服"者谓之"久"，非谓终身服食之也。王雨文、余秉知、杨居士，诸生复举云实、麻贲以问曰："神农既称其'多食令人狂走'，乃又称其'久服轻身通神明'，一药之性，矛盾如斯，更将何以为训耶？"不知"多食令人狂走"者，谓重量顿服，亢则害承也；"久服轻身通神明"者，谓不愈连服，病去身轻也。服过其量则狂走，服适其量则通神明。于此足征多服、久服之说，非终身服食之谓。吾徒其知药非谷比，安有终身服食之理哉？

（三十四）时疫病，目赤痛涩，花翳昏障，解疫加羚角菊花饮主之。

自注：火风上浮，宜清火靖风。若以眼科套药治之，必燎原莫制矣。外用人乳浸黄连汁，点目眦中，甚者用点眼熊胆膏。

熊胆膏《圣济总录》

暴赤目风痒，只点三两上即差。久患瘀肉睑烂诸疾，点此无不差者。有人瘀肉满眼，用此亦消尽，明如未病时。

古铜钱二十一文，完用　甘菊花四两　黄连去须　郁金　黄柏去粗皮，蜜炙，各二两

以上四味，菊花揉碎，黄连以下三物，细剉，用水二升，入铜钱，同于

银石器中,慢火熬至一升,新布滤去滓,入后药。

井泉石　芫荑去皮　铅丹　太阴玄精石　龙骨　不灰木用牛粪烧赤,取末　代赭　蕤人去壳,各半两　滑石　乌贼鱼骨去坚处,各一两

以上十味,细研成粉,入蜜六两,并前药汁,和匀,银器内,重汤煮六时辰,再以新绵绞滤去滓,入后药。

雄雀粪七粒　腻粉二钱　硇砂一钱半　马牙消　乳香　熊胆各一分　麝香　龙脑各一钱　麒麟竭　没药　蓬砂　青盐　铜青各半两

上十三味,并细研罗过,再研如面,入前膏内,再用重汤煮如稀饧,如要丸即丸,如梧桐子大,每一丸,水化,并以铜箸点两眦。受业包介眉谨按:《大观本草》云:"不灰木,出上党,如烂木,烧之不燃,石类也。"○受业郑肇乾谨按:方内不灰木,宜以石蟹代之。○受业贾尚龄谨按:宋制四分为一两,凡云一分者,二钱半也,非十分为钱之谓。古以十六黍为一铢,六铢为一分,四分为一两,故后人衡物,通称为"分量"也。

(三十五) 时疫病,咽喉痛腐,宜用玄参泡汤,煎服解疫饮。

自注:喉通肺,咽通胃,喉咽痛腐,虽各异经,然同属火风上腾,故加玄参之苦寒,以清火靖风。泡汤煎药者,远其腻滞耳。宜外用吹喉锡类散。按本条证治与复尝用大剂白虎加地黄汤,主治白喉,同一杼机。白喉切禁发散,犯之则火风交煽,燔炽更烈,势必燎原莫制矣,可不慎哉!

锡类散《温热经纬》

专治烂喉时证,及乳蛾牙疳,口舌腐烂,凡属外淫为患,诸药不效者,吹入患处,濒死可活。

壁钱俗名喜儿窠,三十个。用泥壁上者,木板上者勿用。受业刘伯溶谨按:即蟢蛛窠,焙,土壁砖上者可用。　飞青黛六分　人指甲男病用女,女病用男,分别合配　西牛黄各五厘　象牙屑焙　珍珠各三分　梅花冰片三厘

研极细粉,密装瓷瓶内,勿使泄气。按王孟英曰:"此方尤鹤年附载于《金匮翼》,云张瑞符传此救人而得子,故余名之曰锡类散,功效甚著,不能殚述。"湖南张善吾《时疫白喉捷要》云:"此方载于今人凌嘉六《温热类编》中,云是湖州笔客张瑞符所传,极有效。"受业王雨文谨按:锡类散为喉科要药,内地知者尚少,沪上药铺颇多制售者。惟人指甲一味,不分男女,殊为荒唐,当分配二种,

问明男女,发售可也。

（三十六）时疫病,耳前后肿,甚者耳内脓水,疼痛不止,解疫倍银花加翘薄板蓝饮主之。

自注:火风壅于阳络,内以清瘟败毒为主,外用塞耳矾黄散。

矾黄散《圣济总录》

治耳内脓水,疼痛不止。

矾石晋州者,熬令汁枯,半两　雄黄好者,一分

上二味,同研极细,每用手指甲挑半字,先以绵杖子拭耳内令干,却滴生麻油一二点入耳内,仍以绵杖子惹药末在耳中,不拘久近,只一二度差。

（三十七）时疫病解后,辟辟燥咳,胸中引痛,痰黄臭者,千金苇茎汤主之,清燥救肺汤亦主之。

自注:《灵枢·九针论》云:"肺者,五藏六府之盖也。"时疫病解之后,余火上干,肺独当之。肺为娇脏,干之则辟辟燥咳,咳且痛引胸肋,以其失所津润故也。吐痰黄臭,故取《千金》苇茎汤以为主治,久则有酿为肺痈之变。若痰黄而不臭者,宜用喻嘉言清燥救肺汤。虚实之辨,当参详焉。

苇茎汤《千金方》

薏苡仁　瓜瓣各半升　桃仁五十枚　苇茎切,二升,水二斗,煮取五升,去滓

上四味,㕮咀,内苇汁,煮取二升,服一升。受业郑肇清谨按:本方瓜瓣,或云即冬瓜子也,疑非。

清燥救肺汤《医门法律》

治诸气膹郁,诸痿喘呕。

经霜桑叶三钱　阿胶八分　枇杷叶一片,去毛　胡麻仁一钱　麦门冬一钱二分　人参　杏仁各七分,去皮尖　甘草一钱　石膏二钱五分

水一碗,煎六分,频频二三次滚热服。痰多加贝母、栝蒌,血枯加生地黄。

（三十八）时疫病解后,时时烦渴面赤,气逆欲吐,虚羸少气者,竹叶石膏汤主之。

自注:吐利虽止,余邪未尽,甫当壮火之后,虚羸少气,为势所必然者,切勿遽进温补,免激死灰复燃之变,用竹叶石膏汤,清热益气,并行不悖,可也。

竹叶石膏汤《伤寒论》

竹叶二把　石膏一斤　麦门冬一升,去心　甘草炙,二两　人参二两　半夏洗　粳米各半升

上七味,以水一斗,煮取六升,去滓,内粳米,煮米熟汤成,去米,温服一升,日三服。

(三十九) 时疫病瘥后,火逆上气,咽喉不利,不欲食者,麦门冬汤主之。若喜唾久不了了,食不化者,胃上有寒,当以丸药温之,宜理中丸。

自注:王孟英曰:"不欲食,病在胃,宜养以甘凉;食不化,病在脾,当补以温运。"堪为此条两方之注脚。夫当火风疫后,何遽于胃上有寒哉?此必过服石膏寒凉,有以致之耳。其温之以理中丸者,乃取剂轻力缓,固不需夫峻剂急治也。凡病善后,皆宜仿此。

麦门冬汤《金匮要略》

麦门冬七升　半夏一升　人参　甘草各二两　粳米三合　大枣十二枚

上六味,以水一斗二升,煮取六升,温服一升,日三、夜一服。

理中丸《伤寒论》

人参　干姜　甘草炙　白术各三两

上四味,捣筛,蜜和为丸,如鸡子黄许大,以沸汤数合,和一丸,研碎温服之,日三四、夜二服。腹中未热,益至三四丸。

(四十) 疫后,饮食渐增,而大便久不行,亦无所苦,勿遽通利,宜清余热,滋津液,甘澜石斛饮主之。

自注:吐利之后,津液枯涸,疫毒虽靖,肠胃犹燥,故主以甘澜石斛饮也。受业王松南谨按:甘澜石斛饮方,见前第三十三条。若以大便久不行,而遽通利,则津液益枯,而流弊百出矣。

(四十一) 疫后,大便秘泻无常,肠胃燥湿失调,宜饮食消息之。

自注:疫后则液枯腑燥,食增则谷气下流,传导既馁,秘泻无常,以

燥湿失调故也。正宜平味,和其中枢,酸苦辛咸,皆在所忌。故曰:"宜饮食消息之,诸疫皆然,不独霍乱也。"

(四十二)疫后有三禁:禁多食,禁食肉,禁男女交媾。

自注:禁多食,多食则邪遗。禁食肉,食肉则邪复。然此尚为犯禁之轻者也。男女交媾,其幸未染疫者,则精竭为虚。而病交接劳复,在男则曰女劳复,在女则曰男劳复。若因交媾而染受疫毒者,则邪盛为实而病阴阳易也。诸复尚可治,男女劳复,则多死,慎之慎之! 按阴阳易为男病传女,女病传男之病,但觉少腹里急,或引阴中拘挛,即是本证。宜取妇人中裈近阴处,烧作灰,用解疫饮送服,小便即利,阴头微肿,此为愈矣。妇人病,取男子裈裆烧灰,服同法。

(四十三)防疫传染,首重藏精。精者身之本也,藏于精者,疫不能侵,慎疾男女,均以独宿为要。

自注:淫欲横流,于今为极;跳舞歌女,拉客野妓;春宫秘戏,公演于影院;香艳词曲,广播于电台;男女交际,尽尚自由;精脏斫伤,肾病独多;瘟疫传染,偏伤若辈;爰揭妙法,用救沉沦。"肾有久病者,可以寅时面向南,净神不乱思,闭气不息七遍,以引颈咽气顺之,如咽甚硬物,如此七遍后,饵舌下津,令无数。"此《内经·素问遗编》法也,持之日久,肾病自除,岂谨防疫传染,亦且益寿延年。仙家咽气津,可以深根固蒂,此其遗法也。夫咽气津,尚有反本还元,补益精血之大效,况肾受五藏六府之精而藏之者,不知持满,不解御神,而敢宣淫纵欲,以欲竭其精,以耗散其真乎? 凡我男女,其各觉悟勿迷。

(四十四)时疫证状未形,常觉心烦热闷,溲溺短赤者,是疫毒将发之兆,宜栀子滑石豉汤。

自注:疫毒由口鼻袭入肺胃,阻其水道之通调,故溲溺短赤,热气上蒸胸中,故心烦热闷,水蓄肠胃,疫与为虐,则上冲为吐,下迫为利也。故于证状未形之先,以栀豉清胸膈,滑石利水道,此方预治时疫,颇有殊功。又庚申矾盐汤,平人常服,于预防时疫,亦有特效。受业王松南谨按:栀子滑石豉汤方,矾石食盐汤方,附上卷《总论》后。

（四十五）当疫毒流行时,宜常用鲜枇杷叶泡汤,代茶饮之,预防传染。若别药恐滋流弊,方名虽美,不可试也。

自注:《千金方》云:"四时昏食,不得太饱,从夏至秋分,忌食肥浓。"所以清肃肺胃也。叶天士用鲜枇杷叶,拭去毛,炒香,泡汤,以其芳香不燥,不为秽浊所侵,可免夏秋时令之病。所以然者,枇杷叶善于清肃肺胃,肺胃清肃,邪自不容矣。喻嘉言论瘟疫,于未病前,先饮芳香正气药,则邪不能入,此为上也。

（四十六）慎疾者,可于夏秋间,用贯众投入水井、水缸之内,七日一易,若再能常投雄黄更佳。

自注:贯众味苦、微寒,主腹中邪热气,诸毒,杀三虫,用以浸水防疫,固吾蓉城之风俗习尚也。尝阅《荆楚岁时记》云:"元日服却鬼丸。"注:"江夏刘次卿正旦至市,见一书生入市,众鬼悉避。刘问书生曰:'子有何术,以至于此？' 书生言:'我本无术,出之日,家师以一丸药,绛囊裹之,令以系臂,防恶气耳。其方用武都雄黄丹散二两,蜡和,令调如弹丸。正月元旦,令男左女右带之。'"按古者防疫,首重雄黄。读《内经·素问遗编》服小金丹十粒,即无疫干,可知也。《本草》称其"杀精物恶鬼邪气,百虫毒。"则是元日,服却鬼丸之药效,盖本诸此。夫阳能胜阴,正能胜邪,雄黄为阳,正气也,恶鬼为阴,邪气也。《刺法论》云:"正气内存,邪不可干。"是知于元日服之者,正教人更始,首重慎疾,诸凡百事,皆末务也。然于此更知雄黄为四时防疫之物,不仅为端阳点缀之品矣。民间可常用雄黄,捣成小粒,不必细研,投入井内,功德无量。

门人罗生学培问曰:"端阳节典,为防疫乎？"答曰:端阳虽与中秋,同为佳节。但中秋已届清凉,乃月之纪念节也,古人所谓"月到中秋分外明"是已。至于端阳,正当烈日丽天,暑热下济,先哲命名"天中",盖为日之纪念节也。自兹端节以后,天暑地热,湿郁气升,草木蕃秀,毒虫衍滋,所以五月为毒月,端节为毒节。当之者,能不于啖粽子、划龙舟诸娱乐之外,而反不注意及洒雄黄以驱毒虫,薰香草以解毒秽乎？迄于今日,燃烧苍术、白芷,饮洒雄黄酒醴,尚仍沿沿举行不息者,非徒应时点缀，乃教人由端节日起，常常须有类此之消毒运动耳。悬挂蒲艾，人皆以为驱鬼避疫，其实截蒲为剑，象形物之喻，故有蒲剑之称。艾者青年妇女之寓言，古称少女为少艾，犹言当此夏月时疫流行之际，调摄偶乖，染疫尤易，岂可好色以伤身，与病邪有侵入之机？此用蒲剑斩断色欲之原理，惜后世知者甚少。尝谓人莫不贪生，而好色者必不寿，抑人莫不惜命，而纵欲者必伤身。视彼草木，根伤则枯；视彼灯光，油尽则灭，此定理也。然而美色当前，神移志夺，英雄难逃美人关，亦不自解其何心，无他，理不足以胜欲耳。当法截蒲为剑，以斩断之可也。又若悬挂钟馗啖鬼图，则所以豪其气，壮其胆，助其心神，正符《素问·经脉别论》所谓"勇者气行则已，怯者则著而为病"之经旨。讵可等诸子虚乌有，而忽其防疫之遗义也乎？受业孟金蒿谨按：《晋书》"咸宁中大疫，庾衮二兄俱亡，次兄毗复危殆，疠气方炽，父母诸弟，皆出次于外，衮独留不去，诸父兄强之。乃曰：'衮性不畏病。'遂亲自扶持，昼夜不眠，其间复无柩，哀临不辍，如此十有余旬，疫势既歇，家人乃反，毗病得差，衮亦无恙。父老咸曰：'异哉此子！守人所不能守，行人所不能行。岁寒然后知松柏之后凋，始知疫疠之不能相染也。'"师言豪其气，壮其胆，勇者气行，足以防疫，观于此而益信。

（四十七）凡病人所用之碗箸、衣服，宜沸水常煮；便桶、痰盂，宜石灰常投。严守清洁，防传染也。

自注：凡预防传染之法，以西说为有系统，有组织，可以遵用，苟办理完善，则上工治未病，实可当之而无愧。溯自逊清开放海禁以来，西医入华，日新月异，惟于今年时疫流行之际，除注射盐水针之外，一筹莫展。凡病之稍重者，概与隔离，听其死亡，其束手无策之窘态，至为可哂！岂其优于卫生设备，而拙于治疗已病之术欤！

（四十八）时疫病，邪势方张，切禁僧、道、巫、尼，妄祈漫无着落之仙方，药不对证，命即随亡。

自注：时疫为湿热火风之毒，一以凉解为主。若求不寒不热之签药乩方，非但无济于事，而适足以自杀也，戒之戒之！《灵枢·贼风》篇云："其所从来者微，视之不见，听之不闻，故似鬼神。"《素问·五藏别论》云："拘于鬼神者，不可与言至德。"《史记·扁鹊传》云："信巫不信医，一不治也。"世之迷信者多矣,安得一一而晓谕之哉?

门人邹生揆钧问曰:"医或作毉,则巫也,顾可厚非欤?"答曰:医、毉俱从殹,《方言》云:"殹,幕也。"《周礼》注云:"在旁曰帷,在上曰幕。"《说文》云:"殹,恶姿也。"恶训不正,不正之姿,谓病容也,亦即面幕之意也。又殹从醫,《说文》云:"盛弓弩矢器,从匚从矢,亦声。"《玉篇》云:"所以蔽矢也。"夫医而从矢,非具刀剖针刺之义欤?古者,巫、医皆可为人治病。《论语》云:"人而无恒,不可以作巫、医。"《抱朴子》云:"疫疠之时,巫、医为贵。"《淮南子》云:"病者寝席,医之用针石,巫之用糈藉,所救均也。"唯医者用针砭药石,巫者则专主祝由而已。《书疏》云:"以言告神谓之祝。"祝或作呪,亦作詶詷。《世本》云:"巫咸尧臣也,以鸿术为帝尧医,能祝延人之福,愈人之病,祝树树枯,祝鸟鸟坠。"《列子》云:"有神巫曰季咸,知人生死存亡,期以岁月旬日,如神。"《逸周书》云:"巫彭初作医。"《千金》云:"中古有巫妨者,立《小儿颅囟经》,以占寿夭,判疾病死生,世相传授。"《神仙纲鉴》云:"祝融氏移风易俗,而人多寿,号曰祝融,又曰祝诵,三曰祝和。人民有疾苦莫识,为其祝说病由,又曰祝由。"《灵枢·贼风》篇云:"先巫者,因知百病之胜,先知其病之所从生者,可祝而已也。"祝则巫祝病由,即后世十三科之祝由科。《千金方》中有《禁经》,皆祝由之类。祝由治病,不劳药石者也。据此固知医之从巫者,谓祝由之医。后汉《郭玉传》所谓"医之为言,意也。"医之从酉者,酉,古酒字,从古服药,多以酒助,谓药石之医也。然民智演进,巫祝无灵,读《素问·移精变气论》可知矣,"黄帝问曰:余闻古之治病,惟其移精变气,可祝由而已。今世治病,毒药治其内,针石治其外,或愈或不愈,何也?岐伯对曰:往古人居禽兽之间,动作以避寒,阴居以避暑,内无眷慕之累,外无伸宦之形,此恬憺之世,邪不能深入也,故毒药不能治其内,针石不能治其外,故可移精祝由而已。当今之世不然,忧患缘其内,苦形伤其外。又失四时之从逆,寒暑之宜,贼风数至,虚邪朝夕,内至五藏骨髓,外伤空窍肌肤。所以小病必甚,大病必死,故祝由不能已也。帝曰:善。"

（四十九）时疫病，定一日不食为佳，须三日少少粥食，三日以后，可恣意食，息七日勿杂食为佳。

自注：此《千金》法也。疫家依法将息，最为合度，勿以为病后体虚，而劝其努力加餐，是为至要！

（五十）凡作汤药，不可避晨夜时日吉凶，觉病须臾，即宜便治，不等早晚，则易愈矣。如或差迟，病即传变，虽欲除治，必难为力，服药当如方法，若纵意违师，不须疗之也。

按时疫之兼证、变证甚多，未能一一曲尽，聊陈五十条治例于上，所谓"阵而后战，兵家之常"也。医者诚能触类旁通，一隅三反，是又运用之妙，存乎一心也。不然者，按图索骥，则迹近乎拘；守株待兔，则又近乎笨。是又非复撰此五十条治例之初意矣。

◎ 答客难

拙著付梓，问世商榷，而医林硕彦，函电纷来，具辨相难，兹选问难之标有精义者，谨引先哲成言以答之，藉明非复之杜撰而已，刊陈于下，恕不另覆。

难一 有病疫者，心慌甚厉，服辛热药而竟愈，何耶？

答曰：此误中耳，非常法也。刘河间曰："俗医但用辛热之药，病之微者，虽或误中，能令郁结开通，气液宣行，流湿润燥，热散气和而已。其或热甚而郁结不能开通者，热必转加，以至于死，终无所悟。曷若以辛苦寒药，按法治之，使微者、甚者皆得郁结开通，湿去燥除，热散气和而愈，无不中其病而免其害也。"明乎此义，则知偶或误中，未可据为常法。

难二 有病疫者，屡服石膏，势反加剧，改进姜附而竟愈，何耶？

答曰："此非治病，实治药也。"吴又可曰："染疫微者，过服石膏，寒凉慓悍，抑遏胃气，以致疫邪强伏，故病增剧。忽投热剂，胃气通行，微邪流散故愈。"此以姜附救过服石膏之弊,岂治火风之疫耶? 宜参看《治例》第二十五条。

难三　夏月伏阴在内,古人深戒寒凉,而此书偏重石膏之沉寒,非伐天和耶?

答曰:"伏阴乃运气之说,非用药之权衡也。"俞子容曰:"夏月阳气,发散在外,伏阴在内,谓丝丝未绝之阴,潜伏待时,夏至为姤,如冬至之复也。验之井泉,则阴之伏,亦九渊之底,而病暑者,以大顺散治之。姜、桂大热,意为过饮冰水瓜果者设,非谓伏阴而用之也,正丹溪所谓"阴字有虚"之义。若作阴冷看,其误甚矣。《经》云:"春夏养阳,秋冬养阴。"王太仆注:"春食温,夏食寒,所以抑阳扶阴之义也。"

难四　此论霍乱之书,而题名时疫者,何耶?

答曰:凡病之流行传染者,古人皆名为疫,初非一病一证之专名也。陆九芝曰:"《说文》疫,民皆病也,从疒,役省声。"小徐《系传》:"若应役然。"《释名》:"疫,役也,言有鬼行役也。"《一切经音义》注引《字林》:"疫,病流行也。"此即《内经》所谓"五疫之至,皆相染易,无问大小,病状相似。"亦即仲景所谓"一岁之中,长幼之病,多相似者是也。惟其大小长幼,罔不相似,故曰皆病。惟其皆病,若应役然,故谓之疫。"王叔和《伤寒例》云:"夫欲候知四时正气为病,及时行疫气之法,皆当按斗历占之。"是则本论题名时疫,即此"时行疫气"四字之省文,盖宗古义也,近人名霍乱为虎疫,义亦本此。

难五　吴又可著《温疫论》,力主大黄;余师愚著《疫疹一得》,力主石膏,其义何耶? 今君亦力主石膏,与余氏所主,义有同欤?

答曰:大黄主攻有形之滓秽,石膏主化无形之邪热,义原不同也。邹润庵曰:"若热邪虽盛,但未与滓秽相结,则宜以石膏解之,以石膏善解横溢之热邪也。若汗自出,腹中满痛,小便自利,则其热已与滓秽抟聚,非大黄不为功矣,石膏又乌能为?"至于复治时疫,亦力主石膏者,则取其质重性寒,以制火风之动;余氏则取其辛散解肌,以透疫疹之出,义有不同也。

难六 君主瓷锋刺血,与上古石针取病,有异义乎?

答曰:无以异也。张筱衫曰:"砭,石针也。《山海经》:'高氏之山,多针石。'《素问·异法方宜论》:'东方之民,黑色疏理,其病痈疡,其治宜砭石。'古人针砭并重,药石同称。《史记·仓公传》:'年二十,是谓易贸法,不当砭灸。'汉时犹有此法,后世废之,并不识其石。博考诸书,只瓷锋砭血法,是亦以石刺病之遗义尔。'"

难七 痧证之义,可得闻乎?

答曰:王孟英曰:"方书从无痧证之名,惟干霍乱有俗呼'绞肠痧'者,是俗之有痧,殆不知起于何时也。"沈芊绿曰:"痧胀为风、湿、火三气相搏之病。痧胀之病,自古已有。痧胀之名,自古未立,特古患之者,未如近今之甚耳。故凡后世焠刮刺等法,及所以治之之方剂,皆自古所未专详也。"至《医说》始载叶氏用蚕退纸治痧之法,以蚕性豁痰,祛风利窍,其纸已经盐腌,而顺下最速也。知此,则治痧之法,思过半矣。乃江民莹误为解㑊证。虽为杭董甫所讥,然亦可见从前痧证不多,故古人皆略而不详也。迨国初时,其病渐盛,自北而南,所以又有满洲病此证初起跌倒,牙关紧闭,不省人事,捧心曲腰,鼻煽耳鸣,急宜大放毒血。与番痧此证因感恶毒异气,骤发黑痧,卒然昏倒,目痛,面色黑胀,不呼不叫,如不急治,两三时即毙,所患最暴,急宜大放毒血。之名。郭右陶因龚云林"青筋"之说,而作《痧胀玉衡》一书,推原极变,而痧之证治乃备。张石顽复分臭毒此证因素多湿滞,而犯臭气者,腹痛暴攻,上连头额,下连腰腿,欲吐不吐,欲泻不泻,或四肢厥逆,面青脉伏,或偏体壮热,面紫脉坚,俱与生黄豆嚼之,觉香甜者,是也。急以盐汤探吐,或以童便制香附四五钱,为末,白汤顿服最效。番痧为二者,谓恶毒疠气,尤甚于秽邪也。王晋三又辨痧即外邪骤入,阻塞正气流行之道之谓,举世有用水搭肩背及臂者,有以苎麻水湿刮之者,有以瓷碗油润刮之者,有以瓷锋针刺委中出血者,总欲使气道通畅之意耳。而痧之病义益明。至情志多郁之人,稍犯凉热,即能成痧,且不时举发,亦由气血失其宣畅也。其寻常痧证,及种种不同之痧,《玉衡》书具在,兹不多赘。《重庆堂随笔》云:"王养吾,名凯,毗陵人。将郭氏《痧胀玉衡》窃为己有,假托深山野人之秘授,编其原方为六十四卦,未免伤及事主。而沈芊录不察,采入《尊生》,何丹流受愚,重灾梨枣,案虽未发,君子病之。"

难八 《总论》《结论》,以"蛊"即微生虫,"疰"即病细菌,于传有之乎？

答曰：余同学杨君回庵言："中国自上古燧人氏，始名物虫鸟兽。轩辕氏正名百物以来，凡百名物，莫不有字。'蛊''痁'二字，即为微生虫与病细菌专造之字。《说文》：'诂皿为饮食之用器'，而'蛊'字即从'虫'从'皿'。西人言传染病人，饮食后，其用器上，积无数微生虫，他人用之，即受传染。又今人言，蛮荒中，置传染病毒于饮食器上，以食异乡人，名曰'放蛊'，异乡人食之，即受传染。夫礼失求诸野，诂亡征诸谚。'放蛊'一语，其'蛊'字本义之存于俚语者乎？"读此知'蛊'为微生虫专造之字也。杨君又言："六书合体之字，皆有其义，'痁'之从'主'，盖亦必有义者。《说文》'主下'云：'镫中火主也，象形，从丶，丶亦声'。据此则'主'又从'丶'，取会意兼声。而《说文》诂为'有所绝止'而识之，此则言'丶'为一点，在其绝止处，以一点识记之也。'丶'为一点，'主'字从丶，即象镫中火一点形。而'主'下云：'镫中火主'者，盖又直以'主'作'丶'字解矣。又《说文》'金下'云：'从土，今声，左右注，象金在土中形'，'左右注'，即'金'字左右之'丶'，不曰'左右丶'，而曰'左右注'者，是又直以'注'字作'丶'字解矣。主、注二字，均可作'点'解者，'主'从'丶'，'注'从'主'，其义直从'丶'受，而水之注下，其滴悉成点形，故'注'字即从'水'从'主'。又案从'主'之字，多有作'点'解者，如'住'之从'主'，言人立于一定之点也；'驻'之从'主'，言马立于一定之点也；'柱'之从'主'，言木立于一定之点也。推此以言，则'痁'之从'主'，盖亦必取点义，而病状之象一点者，厥为病细菌。"读此知"痁"为病细菌专造之字也。余与杨君同邑，思复其名，回庵其字，履周其号也。其治学立身，文章经济，汉后一人而已，余与同学于井研廖师季平处，研经说字，素所折服。今引"蛊""痁"解字二则，使向之莫明其义者，当亦能求甚解矣。夫古医固无所谓病细菌也，微生虫也，而弥漫于宇宙之间者，则无往而非细菌、原虫。其为害也，在天地则假六淫之胜复，在人身则乘气血之乖违。细菌、原虫，既如此其烈，岂古之圣哲略不之及耶？爰再举"风"字，以为佐证焉。按《论衡》云："凡虫为风。"《说文》云："从虫凡声"是也。又云："风动虫生。"《五运行大论》云："风以动之"是也。虫随风散。《易·系辞》云："风以散之"是也。虫非一类，应风而变。《素问·风论》云："风者，善行而数变"是也。寒暑布令，风为之帅。《灵枢·五色》篇云："风者百病之始"是也。《易》云："山下有风蛊，君子以振民育德。"知"风"之从"虫"，"蛊"之从"虫"，其义一也。然细绎"凡虫为风"之义，乃统指有寿命可生死者而言。故凡属动物性之原虫，皆隶属之；即属植物性之细菌，亦必隶属之。所以然者，原虫、细菌，本为同类，以其皆为传染性之致病物故也。凡《神农本草》中，有杀蛊毒、鬼疰之明文者，皆为直接杀之者也；若细菌、原虫，赖寒热以生殖者，则以寒治热，以热治寒，即可收间接杀之之功；若细菌、原虫，因虚羸以生殖者，则养精神、安魂魄、强筋骨、长肌肉，亦能间接以逐之、杀之，正胜而邪却也。近时学者，自命维新，蔑视古医，以为陈旧，抑孰知古医精义，有如此者，特时人莫之致力耳！

难九　上古蛊名，与后世之所谓蛊也，同乎？

答曰：上古所称"蛊毒"，谓天然致病之原虫也。后世不得其解，遂皆以人造之"毒蛊"当之，于是乎而古义尽失矣。严用和曰："经书所载'蛊毒'有数种，闽中山间人造作之，以蛊蛇之类，用器皿盛贮，听其互相食啖，有一物独存者，则谓之蛊。取其毒于酒食中，能祸于人。其中毒也，令人心腹绞痛，如有物咬，吐下血皆如烂肉，若不即治，蚀人五藏即死。然此病有缓、有急，急者仓卒，十数日便死；缓者延引岁月，周游腹内，气力羸惫，骨节沉重，发即心痛烦躁，而病人所食之物，亦变化为蛊，渐侵食腑脏则死矣。死则病毒流注，染著傍人，遂成蛊注。治疗之法，不可作他病治之，切须细审。凡中蛊嚼生黑豆不腥，白矾味甘，皆中毒也。"

◎ 辨伤寒脚挛急

复撰《时疫解惑论》甫竣，大胞兄干臣，命释伤寒脚挛急，以授子侄生徒。唯辨治处，颇与本论所主霍乱转筋重用石膏之义相近，爰附于此，俾资启发。

"伤寒脉浮,自汗出,小便数,心烦,微恶寒,脚挛急,反与桂枝,欲攻其表,此误也。得之便厥,咽中干,烦躁吐逆者,作甘草干姜汤与之,以复其阳;若厥愈足温者,更作芍药甘草汤与之,其脚即伸;若胃气不和谵语者,少与调胃承气汤;若重发汗,复加烧针者,四逆汤主之。"

"问曰:证象阳旦,按法治之而增剧,厥逆,咽中干,两胫拘急而谵语。师曰:言夜半手足当温,两脚当伸。后如师言,何以知此? 答曰:寸口脉浮而大,浮为风,大为虚,风则生微热,虚则两胫挛,病形象桂枝,因加附子参其间,增桂令汗出,附子温经,亡阳故也。厥逆,咽中干,烦躁,阳明内结,谵语烦乱,更饮甘草干姜汤。夜半阳气还,两足当热,胫尚微拘急,重与芍药甘草汤,尔乃胫伸。以承气汤微溏,则止其谵语,故知病可愈。"

上录《伤寒论》太阳上篇原文两条,细绎文义,疑后条非张仲景所手订,当系魏晋间仲景弟子记述师说,或为闻风私淑,托名仲景之治案。王叔和于撰次《伤寒论》时,搀混正文,遂并存之。兹举两条之轻重出入,而为比类于次。

前条"反与桂枝,欲攻其表,此误也",与后条"证象阳旦,按法治之而增剧"互看,则桂枝汤、阳旦汤,同为攻表之方,后条明言"病形象桂枝",而前条又明言用桂枝攻表为非,乃因加附子参其间,以救亡阳,增桂令汗出,以温经散寒。又搀以后条桂枝增桂加附子,则其温经发汗之力,更倍于前条之桂枝。所以前条服桂枝汤后,其误不过"得之便厥,咽中干,烦躁吐逆"而已,后条之误则直逼"阳明内结,谵语烦乱"。

后条阳旦用附子,与前条用四逆汤之附子不同。盖前条用附子,是在"重发汗,复加烧针"之后;后条用附子,是在"增桂令汗出"之际。所以前条之谵语,在已服甘草干姜汤后,而为若有若无之证;后条之谵语,在未服甘草干姜汤前,而为势所必有之证。是知两条证治,其在未服桂枝汤,或不至逼到胃气不和,而误服阳旦附子,则必逼到阳明内结。

前条服桂枝汤后,有吐逆证,以邪势上越,故作甘草干姜汤与之,后条服阳旦附子,无吐逆证,则邪势内伏,而更饮甘草干姜汤,殊无对证着落。

前条在未服桂枝汤前，无厥逆证，未服甘草干姜汤前，无谵语证。乃后条谵语与厥逆并述，谵语属阳明内结，则此厥逆为便结之阳厥，阳厥当下，何可再用干姜？

后条以饮甘草干姜汤后，"夜半阳气还，两足当热，胫尚微拘急"，详其语义，则似以甘草干姜汤，具有治脚挛急之方能，而芍药甘草汤，似反为善后之轻剂，核与前条"作芍药甘草汤与之，其脚即伸"之句，岂不大相径庭？

从上评之，则后条与前条，必非一人手笔，而叔和撰次《伤寒》，不加辨别，挽混集中，列为正文。后条固无论矣。前条虽为仲景所手订，而条中治法，不无谬误，又乌可无辨？若曰："仲景为医中大贤，伤寒为医中大论。"必多方掩讳，曲为注释，是又非钻研之道也，具辨如后。

脉浮自汗，固为桂枝证，浮为在表，应与桂枝攻表，而反致误者，殆阳虽浮而阴不弱欤？参证后条之"脉浮而大"句，则知此条之脉，亦必浮而兼大，所谓"伤寒三日，阳明脉大也"。阳明者，两阳合明之谓也。风寒入之，与燥热同化，故阳明为成温之薮。"自汗出，小便数，心烦"，非阳明温热，郁炽于内之证乎？"微恶寒"，非阳明病得之一日，恶寒将自罢之机乎？"脚挛急"，非阳明液伤，宗筋失润之所致乎？证以本条之"胃气不和"，及后条之"阳明内结"两语，其必为新伤风寒，引发阳明伏温之候无疑。桂枝汤乃发表不远热之方，前医误认为太阳病之风伤卫，而用桂枝攻表，故曰"反与"也。辛甘发散，如火益热，故曰"此误"也。"得之便厥"者，表得桂枝之攻，而津脱无阳也。"咽中干"者，里得桂枝之温，而液涸化燥也，未服桂枝汤前，仅是心烦，既服桂枝汤后，则烦而兼躁，且火性炎上，升逆为吐，所谓"诸逆上冲，皆属于火"也。乃仲景于此，不以白虎汤之石膏，清解胃热，殊失明察。试读本条"胃气不和"四字，则石膏清胃，实为当务之急。胃者，阳明也。《素问》云："阳明者，五藏六府之海，主闰宗筋，宗筋主束骨而利机关也。"阳明温热，果得石膏之清解，岂但"咽中干，烦躁吐逆"之可治，而"脚胫挛急"者，亦必随之以俱愈。

尝考《千金方》载越脾汤用石膏八两,风缓汤用石膏六两,风引汤用石膏二两,以及防风汤、石膏汤,并治两脚疼痛拘急。夫痛甚则挛,拘急则脚不得伸以行。清吴鞠通治一手足拘挛,前后服药共用石膏达六十斤之多,而步履始健,此正可借为"石膏主治脚挛急"之佐证。惜仲景眩惑于厥逆、吐逆两证,反作甘草干姜汤与之,冀复其阳,一昧于热深厥逆,再昧于火炎吐逆。智者千虑,必有一失。是何可曲为掩讳者也!干姜下咽,热气流溢,两阳薰灼,厥愈足温,讵得指为阳复厥愈乎!想此际小便数,咽中干,烦躁,或且变本加厉。仲景见干姜辛温,助火燎原,乃转而用芍药之苦,甘草之甘,一则甘可缓急,一则苦可泄热,所以为对证之良药也。若服甘草干姜汤后,以致胃气不和谵语者,则当借用调胃承气汤之大黄,又非芍药所能胜任。所以然者,大黄、芍药,俱善治阳明内结,观《伤寒论》太阴篇于胃弱易动,尝以"设当行大黄、芍药者,宜减之",从可识矣。或以芍药性补,大黄性攻,非也。至于"若重发汗,复加烧针者,四逆汤主之"一节,文义不属,且后条无只语涉及,当是错简所致,存而弗辨,以俟世之博雅君子。

◎ 陈西庚先生校言

此书前著十三论,专论火风交炽之疫,足补前贤所未及。后补撰五十条治例,尤具救世婆心,实为近时对证良方。宜乎求治者踵接,几有一饭三吐哺,一沐三握发之况。盖实腹虚心,其所感人者,自在语言文字之表者矣。西庚老人陈亘,校竟赘言。

师以石膏招谤,即以石膏得名。年来城乡医家不畏用,病家不畏服者。实自兹论解惑始。受业成都邹世藩揆钧附议。

时疫解惑论下卷终

华阳弟子罗学 培益之
均育之 校勘

童子塾，即以「人之初，性本善」与「医之始，本岐

黄」两书同时肄读，越五年，读书成都府中学堂，嗣
又入四川存古学堂，课余之暇，从外祖度朝庆公学医
不辍。先后从川蜀名医36人。1915年9月应四川全省第
一届中医考试，名列甲等第一，不以是自满，更事深
造，请业于蜀中大儒开研廖学平，得所传。至是，专
以古医学鸣世。嘅师（名平，为晚清一代经学大师兼
研医，学问精深渊博，世学其传，康有为、梁启超等
皆娶其训益，余杭章太炎亦盛标廖氏之学「确有独到
之处」，并以师礼师之，刘师以廖师治经之法以治
医，学业大进。刘师一生医学患颇先后凡三变，盖遵
家嘱踮日遍究蓄也。刘师医学先生明河诸家，再宗岐
黄，故其中年著述理论多在《内经》，刘师曰「逮五
十而后，始跳出《内经》圈子，直溯汉魏以上古医，
以为「阴阳五行学说实为中医之玄理空论，本非诊治的
术，而神农、伊尹，仲景者为汤液派之大成也」，
遂废象法，掃症重言立法，立论审证候证，不阿谀之徒，
不同病之说，循指重立法，辨证候以验养」，诚千古不
刊之言，汤液家法不讲脏腑经络，不讲阴阳五行，此繁超
师出席华东暨上海市中医代表会议，又先后应全国抽级出
席九人小组及上海广慈医院（今瑞金医院）、徐汇医院之
聘，顾问中医。
1926年，刘师来袭长于，先至渝，继之亍，复
至沪，侨居黄浦江滨，悬壶沪上凡三十四年。1954年，刘
师长子辍言，长女文如秉承家学，皆业医，弟子有张亦
相、周元伏、陈正平、黎晓生、杨茂如、朱佐才、周亦
大、孟友松、李鼎、邱介天、叶茂炮、查国科、胡熙园、
刘微传、王凯平、廖阳卷，亲炙者百五十人，近人著看
华、张锦人，就哲仙等谱爰其训益。
刘师著作曰公诸于世著有《神农古本草经三品逾文
考》《考次伊尹汤液经》《时疾解惑论》《伤寒论蠡乱训

伤寒论霍乱训解

刘民叔 著

傷寒論霍亂

訓解　庚辰六月

民坊先生屬正　靖山

中國古醫學會藏版

上海三友實業社承印

整理说明

　　此次整理，以吾师卜嵩京先生补录、由中国古医学会出版的《伤寒论霍乱训解》为底本。

　　全书目录、标题重新厘次订正；繁体字、异体字均改为通用规范汉字；原书凡出现"右方"处，均改为"上方"，以此类推。

杨强

2018 年 5 月

目录

　　　上海真茹弟子孟金嵩友松谨按:吾师刘民叔先生手批恽刻

近儒章太炎《霍乱论》一卷,弟子恐其久而散失也,爰次于本书

之后,附入第三卷。同学君子勿斥潜^①妄,则幸甚矣。

南汇
　　　　弟子　　周元庆兆民
镇海　　　　　　林蔚平樾庵　　校勘

---

　①　整理者注:似应为"僭"。

伤寒论霍乱训解序

晋皇甫士安序《甲乙经》云："仲景论广伊尹《汤液》，为数十卷，用之多验。近世太医令王叔和，撰次仲景选论甚精。"按士安师事仲景，与叔和同时，史称其"博综典籍百家之言"，则必非漫无所据而云然者。汉晋而后，经、论同归，何者为伊尹经文，何者为仲景广论，何者为叔和撰次？茫然不能复识矣。按《汤液经》六经经文，除仲景增广者外，如《辨脉法》《辨痓湿暍》《辨霍乱》《辨阴阳易差后劳复》，亦皆为仲景就六经证治而为论广者，或为仲景弟子记述师说而为附益者。余如《平脉法》《伤寒例》，比之叔和少时撰述《脉经》之旨，不谋而合，殆为叔和撰用经外别传，以次于《广汤液论》之首。复以疾病至急，仓卒寻按，要者难得，故重集诸可与不可方治，以次于《广汤液论》之后。宋林亿序《金匮要略》称"上则辨伤寒，中则论杂病，下则载其方，并疗妇人。"夫《金匮》为叔和重集，非复仲景之旧，不然，则霍乱篇何不移置于《金匮》之中，而必附于六经经文之后耶？乃林亿校正《金匮》时，又删去辨伤寒之上卷，于是能知《伤寒杂病论》为叔和改题之名者鲜矣。据此则知，《伤寒论》霍乱全篇，既非伊尹《汤液经》之所原有，亦非叔和撰次之所增附，其当属诸仲景论广，或仲景弟子记述，无疑矣。曩者，庚申霍乱流行，此传彼染，死者甚众。医者昧于寒潜热浮、寒敛热溢之至理，附、桂、姜、萸，羌、柴、芎、防，温中发表，肆无忌惮。复爰以一得之愚，撰为《时疫解惑论》二卷，经书坊刊行后，医风因以转移，补偏救弊，得奏肤功。然又恐读者不能思求经旨，因而偏重于用寒药治热证之论，反于识寒证用热药之法忽焉不察，诚若是也，复敢辞其咎乎？谨为训解张仲景《辨霍乱病脉证治》十条，六经吐利六条，并辨极证、附余，分为三卷，刊行问世，意者矫枉过正之弊，或因是编而稍戢戡，是亦退思补过云尔。

民国二十年辛未夏，华阳刘复，书于上海市南京路保安坊。

伤寒论霍乱训解卷一

蜀华阳　刘复民叔甫著

男　文敫大可　参

受业　张亦相　校

受业　卞嵩京　补

◎ 辨霍乱病脉证治 十条

一、问曰：设词为问。病有霍乱者何？答曰：申论为答。呕吐而利，上吐、下利。此名霍乱。乱于中也，霍为吐声。或曰，挥霍也，疑非。受业张亦相谨按：近人有以晋献公平霍国之乱，为霍乱病名之起源者，尤为附会，不足据也。

（——引自《伤寒论》原文）

霍乱为上吐下利之总名。凡呕吐而利者，皆得名为霍乱。故昔人又以欲吐不吐、欲泻不泻之病，名为干霍乱也。治干霍乱者，反以得吐得泻为正治，与通治霍乱以吐止利止为得效者不同。

二、问曰：病发热头痛身疼恶寒 表证。吐利 里证。者，此属何病？ 表里同病。答曰：此名霍乱。重里。霍乱自吐下，绎"自"字义，知吐利为霍乱本证。又利止 吐利止。复更发热也。

（——引自《伤寒论》原文）

发热、头痛、身疼、恶寒为表证，上吐下利为里证。仲景大法，凡有表里证者，皆以里证为重，故霍乱吐下，虽兼有表证，亦当正其名曰，此霍乱也。又"利止复更发热"句，谓发热为原有之表证，非吐利止后所始发者，盖即后第五条"吐利止而身痛不休"之互证也。有表病而里不病，及里病而表不病者，亦有表里同病者。夫如是则表解而里未和，及里和而表未解者，皆为病理之所常有。此云"利止复更发热"，即里和而表未解之证，表未解者，当如后第五条用桂枝汤和解其外之治例也。考太阳中篇云："病发热头痛，脉反沉，若不差，身体疼痛，当救其里。"据此则知，本条虽有发热、头痛、身疼、恶寒诸表证，但以呕吐而利，里证已急，所以急当救里，救里宜四逆汤，此仲景所以于后第六、七、八、九诸条，必用诸四逆汤以为霍乱主方，盖伤寒大法如此，杂病固莫能例外也。

三、伤寒其脉微涩者，本是霍乱，里证。〇节。今是伤寒，表证。却四五日至阴经上，转入阴必吐利。"吐"字据《脉经》卷八《平霍乱转筋脉证篇》补入。若但利不吐，又非霍乱病也。〇节。本呕下利者，不可治也。不可攻表，〇节。欲似大便而反失气，仍不利者，此属阳明也，便必硬，十三日愈。所以然者，经尽故也。节。下利后当便硬,硬则能食者愈。今反不能食,到后经中颇能食,复过一经能食,过之一日当愈,不愈者,不属阳明也。节。

（——引自《伤寒论》原文）

呕吐而利,脉当微涩,故曰:"本是霍乱"也。其曰"今是伤寒"者,明其具有前第二条之发热、头痛、身疼、恶寒诸表证也。所谓"今是伤寒"者,犹言但有表证而已,尚未霍乱自吐下也。其曰"却四五日至阴经上"者,谓由表传里,阳去入阴也。其曰"转入阴必吐利"者,谓由表传里而里证作也。自"本呕下利者,不可治也。"以下二节,文义不属,且又不见于王叔和《脉经》,当是错简所致,付诸删例可也。孙思邈《千金翼》乃更分为数条,殆亦深致疑眩也乎。

四、霍乱,句。头痛、发热、身疼痛。句。热,句。多欲饮水者,句。五苓散主之;句。寒,句。多不用水者,句。理中丸主之。句。

（——引自《伤寒论》原文）

本条头痛、发热、身疼痛,为热、寒二者共有之同证。所谓"热、寒"者,原为划分"多欲饮水"与"多不用水"之区别而已。试检五苓散之桂枝,理中丸之干姜,皆为辛温品味,故核其实则统属寒证而非热证也。然五苓散以泽泻甘寒,二苓甘平,主"热,多欲饮水"之证,是早已开后世热霍乱之宗派矣。又方中桂枝,及服散后多饮暖水,此为兼治头痛、发热、身疼痛诸表证者。至理中丸则方后有云:"服汤后如食顷,饮热粥一升许,微自温,勿发揭衣被。"此即解肌服法,而头痛、发热、身疼痛,亦可因之以自罢。然太阳下篇已有"表里不解者,桂枝人参汤主之"之明文,按桂枝人参汤,即理中汤加桂枝四两别切,更加甘草一两也。据此则本条表里不解证,又当以桂枝人参汤为的方矣。于此足知理中加桂枝,与五苓用桂枝,同为解表,义不殊也。若吐利已止而表犹未解者,可依后第五条议治。受业孟金嵩谨按:五苓散为治腑之方,腑者为阳,故"热,多欲饮水"也。理中丸为治脏之方,脏者为阴,故"寒,多不用水"也。以此区别,或符仲景心法欤。

五苓散方

猪苓去皮　茯苓　白术各十八铢　桂枝半两,去皮　泽泻一两六铢上五味,为散,更治之,白饮和服方寸匕,日三服。多饮暖水,汗出愈。

理中丸方_{下有作汤加减法}

人参　干姜　甘草_炙　白术_{各三两}

上四味,捣筛,蜜和为丸,如鸡子黄许大,以沸汤数合,和一丸,研碎,温服之,日三四、夜二服。腹中未热,益至三四丸,然不及汤。汤法以四物依两数切,用水八升,煮取三升,去滓,温服一升,日三服。若脐上筑者,肾气动也,去术加桂四两;吐多者去术,加生姜三两;下多者还用术;悸者加茯苓二两;渴欲得水者,加术足前成四两半;腹中痛者,加人参足前成四两半;寒者加干姜足前成四两半;腹满者去术,加附子一枚。服汤后如食顷,饮热粥一升许,微自温,勿发揭衣被。

（——引自《伤寒论》原文）

按理中丸及汤所用之人参,为仲景汗、吐、下后必用之大法也。然须如后第七条"利止亡血",乃为合度。若用于吐利方张之际,则不惟无益而又害之也。且五苓、理中两方正药,皆无附子,仅理中加减法,略一涉及,知其不以附子为重。然则五苓散、理中丸,殆适用于霍乱之轻证,而后知仲景之必于后第六、七、八、九诸条,始出诸四逆汤,以为吐利重证之主方,有由然矣。_{受业陈正宇谨按:理中汤,胡洽治霍乱,谓之"温中汤";孙思邈治霍乱,谓之"治中汤"。}

五、吐利止_{里证}。而身痛不休者,_{表证}。当消息和解其外,宜桂枝汤小和之。

（——引自《伤寒论》原文）

此与前第二条"利止复更发热"同一机衡。太阳中篇云:"下利清谷不止,身疼痛者,急当救里;后身疼痛,清便自调者,急当救表。救里宜四逆汤,救表宜桂枝汤。"此云"吐利止"是服四逆汤,或已服前第四条之五苓散、理中丸后,里已得救也,所余"身痛不休"一证,是表尚未和,表未和者,又当"消息和解其外,宜桂枝汤小和之。"丁宁慎重,至深切矣。所以然者,凡霍乱吐下之后,最忌发汗,故本条桂枝汤方后服法,未系"啜粥""温覆"诸语,小和之义,于焉透露,消息和解,当于此无字处求之。

桂枝汤方

桂枝去皮　芍药　生姜各三两　甘草二两,炙　大枣十二枚,擘

上五味,以水七升,煮取三升,去滓,温服一升。

（——引自《伤寒论》原文）

以上五条,为三阳霍乱,以"消息和解其外"殿后,可知也;以后五条,为三阴吐利,以"新虚不胜谷气"殿后,可知也。虽理中证可属于太阴,然无附子为其主药,谓如阳明篇吴茱萸汤之治例可矣。按三阳吐利,有霍乱明文,而三阴吐利无之。是三阳之吐利轻证,得名霍乱;而三阴之吐利重证,反不得而名之矣。乃《巢氏病源》于四十七卷第七候云:"风冷入肠胃,肠气虚则泄利,胃气逆则呕吐,此大体与霍乱相似,而小经不剧闷顿。故直云吐利,亦不呼为霍乱也。"此论一出,直开后世重霍乱轻吐利之歧途。或谓巢氏所云闷顿,颇有乱字之义。若必以兼闷顿者为霍乱,则少阴吐利,烦躁欲死证,仲景何不辑入本篇? 是诚不识撰述霍乱之微旨者矣。

六、吐利,一。汗出,二。发热,三,○当作外热。恶寒,四,○当作内寒,如后第八条所云"内寒外热"是也。四肢拘急,五。手足厥冷者,六,○合本条之第二证之汗出,正如后第九条所云"汗出而厥"是也。四逆汤主之。

（——引自《伤寒论》原文）

凡病吐利已至汗出而厥之候,必不复再有恶寒发热之表证。此条恶寒发热,当训内寒外热无疑。按四逆汤为治寒湿霍乱之主方,四肢拘急,为水湿淫筋之证候。静为拘急,动为转筋。《巢氏病源》云:"风冷中于筋,筋则转,转者谓其转动。"《千金方》云:"百节如解,遍体诸筋,皆为回转。"成注引《活人书》云:"或四肢拘急,或转筋者,亦去术加附子。"固知拘急转筋,动静虽殊,病机则同也。考《神农本草》附子主寒湿,本条四逆汤即据以治吐利汗出;《本草》附子主温中,本条四逆汤即据以治手足厥冷;《本草》附子主拘挛,本条四逆汤即据以治四肢拘急。祖述宪

章,彰彰可考。况辅以干姜之辛,佐附子以治吐利;甘草之甘,助附子以安脏腑。用为寒湿霍乱之主方,其效如桴鼓,固可必其然矣。

四逆汤方

甘草二两,炙　干姜一两半　附子一枚,生,去皮,破八片

上三味,以水三升,煮取一升二合,去滓,分温再服。强人可大附子一枚,干姜三两。受业孟金嵩谨按:世人多误以附子、干姜为温补者,读此"强人可大附子"句,当能发其猛省。

（——引自《伤寒论》原文）

七、恶寒句。脉微句。而复利,句。利止句。亡血也。句。○亡读如无,诗云:"何有何亡,黾勉求之。"《毛传》:"亡谓贫也。"四逆加人参汤主之。句。

（——引自《伤寒论》原文）

旧本误以此条列为第四条,今据先主证后救变,先主方后加减之例,以移于此,抑且极符三阴霍乱之证治程序也。据本条恶寒、脉微,为呕吐而利所致之虚证,固知利为原有者,所以用"而复利"三字以续申之。续申之者,正以明其肠胃水分,消耗殆尽,而尚复利不止也。然则所谓"利止"者,非利之自止,乃脉中水分,亦被抽汲,血且结如枯虾,无以供其复利,虽欲不止,不可得也。成注引《金匮玉函》云:"水竭则无血。"此其义矣,故其"利止亡血"句,犹言利之止,由于血之亡。唯其亡血,所以仲景用四逆加人参汤,以复其脉,以脉为血之府也。若霍乱初起,未及亡血者,又无加用人参之必要,不可不知。

四逆加人参汤方

甘草二两,炙　附子一枚,生,去皮,破八片　干姜一两半　人参一两

上四味,水三升,煮取一升二合,去滓,分温再服。

（——引自《伤寒论》原文）

八、既吐且利,后利。小便复利前亦利。而大汗出,当厥。下利清谷,内寒外热,所谓戴阳。脉微欲绝者,通脉四逆汤主之。"通脉"二字,据少阴篇、厥阴篇补入。

（——引自《伤寒论》原文）

上既吐矣,下亦利矣,利且清谷,汗且大出,宜其小便不利,而竟小便复利,何哉?此无他,水湿内寒,旁礴淫溢而已矣。故虽脉微欲绝,亦不加用人参,但与通脉四逆汤重用姜附以主之。于此足知前第四条霍乱主理中丸,治"寒,多不用水"者,其人参一味,最须慎用。固知理中丸为治轻缓而又夹虚之寒霍乱,若拟防世急,殊未敢必其有神验也。

通脉四逆汤方

甘草二两,炙　附子大者一枚,生,去皮,破八片　干姜三两,强人可四两

上三味,以水三升,煮取一升二合,去滓,分温再服,其脉即出者愈。

（——引自《伤寒论》原文）

九、吐已,句。下断,句。汗出而厥,句。四肢拘急不解,句。脉微欲绝者,句。通脉四逆加猪胆汤主之。句。

（——引自《伤寒论》原文）

按本条与前第六条比类,则彼仅言"四肢拘急",知其有时而缓,故主以四逆汤足矣。此言"四肢拘急不解",知其无时或息,故必重其分两,而为通脉四逆之法,始克胜任。又本条与前第八条比类,彼当吐利正盛之时,此则吐利已断之后;彼虽汗出而外热,此则汗出而厥冷;彼以小便复利,水湿犹可随之以分渗,此则四肢拘急不解,水湿淫筋,无可宣泄。据此则知本条严重于前条多矣,故即于前条之通脉四逆汤内,再加猪胆以主之也。夫吐已下断,脉微欲绝,似与前第七条,"利止亡血,恶寒脉微"同一机衡,然彼加人参,此加猪胆,何哉?盖人参主复脉,猪胆主清脉,清脉谓清脉中之血,所以防血之瘀痹。若以胆汁主化水谷,则误也。人参主亡血,所以补血中之气津;胆汁主瘀血,所以利血中之痹结。然则仲景于大辛大温之通脉四逆汤内,加入猪胆,非以补血,实以去瘀耳。试再举七、九两条以较之,则"恶寒"之与"汗出而厥",乃轻重之势殊也;"脉微"之与"脉微欲绝",又缓急之情异也。夫势之轻者,仅用四逆加人参汤,缓以复血中之气津;而势之重者,则通脉四逆加猪胆汤,急以去脉中之瘀痹。所以分温再服,其脉即来,四肢拘急,随之俱解。然非干姜加倍,附子大者,虽用猪胆,亦难必效,此通脉四逆有加猪胆之

例，而四逆汤则不可得而加也。或谓"阳虚阴盛，故用猪胆苦寒，反佐以通其格拒。"或又训以"通脉四逆辛温以益阳，加猪胆汁苦寒以益阴，庶几将绝之阴，不致为阳药所劫夺。"若然，则猪胆之用，不能征实矣。按"少阴病，下利脉微者，与白通汤；利不止，厥逆，无脉，干呕，烦者，白通加猪胆汁汤主之。"细绎白通汤，用猪胆汁一合，乃所以专治烦者。故方后云："若无胆亦可用。"以有人尿故也。夫人尿、猪胆，皆主清脉利瘀者，惟其清脉，所以除烦。苟不心烦，则无加猪胆之必要，此《汤液经》之圣法也。观仲景于通脉四逆加猪胆，方后特著"无猪胆以羊胆代之"八字，尤信凡属胆汁，皆为利瘀之品，固不必分其为猪为羊矣。然则于寒霍乱无烦证，欲取猪胆而代之者，其惟桂乎！葛稚川《肘后方》，治霍乱"桂屑半升，以暖饮二升和之，尽服之。"桂屑即肉桂为屑，用桂治霍乱，葛氏固先知先觉者。考《神农本草》"菌桂，味辛温，主百病，养精神，和颜色，为诸药先聘通使，久服轻身不老，面生光华，娟好常如童子。"曰"和颜色"，曰"面生光华"，非其辛温利瘀之明验乎？证以《本草》牡桂主"利关节"，_{受业巢曼麟谨按：菌桂为肉桂，牡桂为桂枝。}尤为信而有征。故用于白通汤、通脉四逆汤之无烦躁证者，厥功甚确。按本条无烦躁证，不得援加猪胆之例。夫以仲景之贤，犹且忽而未察，则后世注家，更不足与议矣。惟王清任治霍乱，知于理中汤内，加红花、桃仁，与此义暗合。然红花、桃仁，治热霍乱血脉枯瘀而脉伏欲闭者为佳，若寒霍乱血脉僵瘀而脉微欲绝者，固又非桂莫属也。

通脉四逆加猪胆汤方

甘草_{二两，炙}　干姜_{三两，强人可四两}　　附子_{大者一枚，生，去皮，破八片}　猪胆汁_{半合}

上四味，以水三升，煮取一升二合，去滓，内猪胆汁，分温再服，其脉即来，无猪胆以羊胆代之。

（——引自《伤寒论》原文）

以上四条，合方四首，曰四逆汤，曰四逆加人参汤，曰通脉四逆汤，曰通脉四逆加猪胆汤。此四方者，皆名四逆，皆以附子为主药。《神农本草》称附子主寒湿,固知霍乱虽有寒热两证之殊,揆其主因,为湿则一。寒湿用附子,湿热用石膏。寒湿则水气淫溢,汗出而厥,小便复利,利则清畅不热;湿热则火郁风生,灼津烁液,小便则难,难则涓滴如汤。此其大较也,临证处方,依此为据。

十、吐利,_{四逆汤救里之后。}发汗,_{桂枝汤发表之后。}脉平,_{病证已解,如平人矣。}小烦者,_{只此烦而已。}以新虚不胜谷气故也。

（——引自《伤寒论》原文）

按《伤寒论》差后劳复篇云:"病人脉已解,而日暮微烦,以病新差,人强与谷,脾胃气尚弱,不能消谷,故令微烦,损谷则愈。"即此是为本条之注脚,其"损谷"一句,是教人勿药之意。诸病皆然,不独霍乱也。

上《伤寒杂病论》霍乱篇,按全篇十条,虽就伊尹《汤液经》三阴三阳六经证治论述而成者,然与经校,迥然不侔,圣经贤论,固霄壤矣。夫述者之明,不如作者之圣。孟子曰:"伊尹,圣之任者也。"唯伊尹为医门之至圣,唯《汤液》为万世之医经。虽然,仲景固圣人之徒,医林之大贤也,后世鲜其伦拟。观本篇寥寥十条,于脉证并治,包括无遗。唐甘伯宗撰《名医录》称"仲景受术于同郡张伯祖。"伯祖为汤液经师,渊源有自。此仲景之所以成为仲景,夫岂偶然哉? 复也至愚,服膺日久,爰为训解如上。

《伤寒论霍乱训解》卷一终

镇海弟子　张亦相稼新　校勘
　　　　　陈寿柏

汤液家法，辨证首重立法。立法而后候证。不问病之名，不问病之因。辨病情之经过，凭证候以用药」。诚千古不刊之言。汤液家法不讲脏腑经络，不讲阴阳五行，此等超脏腑学说实为中医朴素唯物辨证最高理论境界。

1926年，刘师束装东下，先至渝，继之夏口，续之宁，复至沪，侨居黄浦江滨，悬壶沪上凡三十四年。1954年，刘师出席华东暨上海市中医代表会议，又先后应全国血吸虫病九人小组及上海广慈医院（今瑞金医院）、徐汇医院之聘，顾问中医。

刘师长子慎言，长女文灿秉承家学，皆业医。弟子有张亦相、周元庆、陈正平、黎晓生、杨茂如、朱佐才、周济士、孟友松、李鼎、邱介天、叶茂烟、查国科、胡慈园、刘德传、王凯平、鬱阳春、卞嵩京等百五十人，近人姜春华、张镜人、韩哲仙等皆受其训益。

刘师著作已公诸于世者有《神农古本草经三品逸文考》《考次伊尹汤液经》《时疫解惑论》《伤寒论霍乱训解》《素问痿论释难》《鲁楼医案》《华阳医说》等。

伤寒论霍乱训解卷二

蜀华阳　刘复民叔甫著

男　文政人存　参

受业　陈寿柏　校

受业　卞嵩京　补

◎ 辑六经吐利证治 六条

○ 太阳篇

伤寒发热、汗出不解，表未解。心中痞硬，呕吐而下利者，里又急。大柴胡汤主之。

（——引自《伤寒论》原文）

按伤寒发热、汗出不解，属太阳表证，其呕吐而下利者，由于心中痞硬。然心中何以痞硬？以有饮食积聚故也，法当主下，故用大柴胡汤以下之。不用承气者，以其表未解尔。

大柴胡汤方

柴胡半斤　半夏半升，洗　枳实四枚，炙　黄芩　芍药各三两　大黄二两　生姜五两，切　大枣十二枚，擘

上八味，以水一斗二升，煮取六升，去滓，再煎，温服一升，日三服。

受业周福煦谨按：一方无大黄。王叔和注云：若不加，恐不为大柴胡汤也。

（——引自《伤寒论》原文）

○ 阳明篇

阳明病，不吐不下，与后引少阳篇尚未吐下，异义。心烦者，可与调胃承气汤。

（——引自《伤寒论》原文）

曰不吐，非不吐也，盖欲吐也；曰不下，非不下也，盖欲下也。果若不吐不下，则又何劳多著此四字，以为赘瘤耶？固知胃有宿食，所以闭而心烦，可与承气调胃，开其闭结，闭开胃调，则欲吐不吐、欲下不下之证除矣。若宿食在上脘者，又当用《金匮要略》瓜蒂散，或《肘后方》《千金方》之盐汤吐法，不可不知。

调胃承气汤方

大黄四两，去皮，清酒洗　甘草二两，炙　芒消半升

上三味，以水三升，煮取一升，去滓，内芒消，更上火微煮，令沸，少

少温服之。

（——引自《伤寒论》原文）

○ 少阳篇

本太阳病不解，转入少阳者，胁下硬满，干呕不能食，_{半在里}。往来寒热，_{半在表}。尚未吐下，_{若已入里，则自吐下矣}。脉沉紧者，与小柴胡汤。

（——引自《伤寒论》原文）

本太阳病，何以不解？以有饮食积聚故也。饮食何以积聚？以肠胃中结气故也。胁下硬满，干呕不能食，为里未和；往来寒热，为表未和。少阳主半表半里，若已入于里者，乃至呕吐下利，此则未全入里，故曰"尚未吐下"也。尚未吐下，虽脉沉紧，亦当与小柴胡汤，使其由半表以外解，所谓"上焦得通，津液得下，胃气因和，身濈然汗出而解"也。按霍乱篇第三条云："伤寒其脉微涩者，本是霍乱，今是伤寒，却四五日，至阴经上，转入阴必吐利。"与此条本是伤寒，将转霍乱，同一机衡，可以互证矣。

小柴胡汤方

柴胡_{半斤}　半夏_{半升，洗}　大枣_{十二枚，擘}　黄芩　人参　甘草_炙　生姜_{各三两，切}

上七味，以水一斗二升，煮取六升，去滓再煎，取三升，温服一升，日三服。

（——引自《伤寒论》原文）

○ 太阴篇

自利不渴者，属太阴，以其藏有寒故也，当温之，_{藏寒当温}。宜服四逆辈。

（——引自《伤寒论》原文）

《伤寒论》云："太阴之为病，腹满而吐，食不下，自利益甚，时腹自痛。"此条更言"自利不渴者，属太阴"，谓与少阴之自利而渴者有别也。不渴为藏有寒，渴则藏有热矣。按霍乱篇第四条云："热，多欲饮水者，五苓散主之；寒，多不用水者，理中丸主之。"特理中丸有人参无附子，故远不若四逆辈之强有力耳。

四逆辈方

用上卷四逆汤、四逆加人参汤、通脉四逆汤、通脉四逆加猪胆汤。

（——引自《伤寒论》原文）

○ **少阴篇**

少阴病，吐利，_{中风寒。}手足逆冷，_{寒证。}烦躁欲死者，_{风证。}吴茱萸汤主之。

（——引自《伤寒论》原文）

少阴吐利，手足逆冷，用四逆汤；甚者脉微欲绝，用通脉四逆汤；若烦者，加猪胆汁主之。此条称"烦躁欲死"，洵为危候，读"少阴病，吐利躁烦四逆者死"可以知也。夫"烦"字从"火"，绝不因寒，少阴吐利加猪胆汁者，有"烦"之一字，为其主证也。设无烦证，则猪胆苦寒，不得妄加。乃此条烦躁至于欲死，不可谓不重，何以不于大剂附子干姜方内，加入猪胆汁，而改任吴茱萸，何也？考《汤液经》义，六经俱分中风、伤寒，寒必兼湿，水流湿也，风易化火，火就燥也。固知吴茱萸证，属少阴中风；白通通脉，属少阴伤寒，寒而兼烦，故附子、猪胆并用。唯风也，斯能致烦躁之欲死，故不用附子而改任吴茱萸。以少阴主心，心强者可胜附子之麻痹，加猪胆汁以治烦；心弱者不胜附子之麻痹，故以吴茱萸代附子，生姜易干姜，加人参者，安精神、定魂魄，乃所以治烦也。然则心强者用猪胆汁之苦寒，心弱者用人参之甘微寒。甘寒、苦寒，寒虽不同，虚烦、实烦，烦则一致，用寒治热，烦因以清，是以知烦之无寒证也。

吴茱萸汤方

吴茱萸_{一升}　人参_{二两}　生姜_{六两，切}　大枣_{十二枚，擘}

上四味，以水七升，煮取二升，去滓，温服七合，日三服。

（——引自《伤寒论》原文）

○ **厥阴篇**

伤寒本自寒下，医复吐下之，_{一误，再误。}寒格更逆，吐下，_{吐下不止。}若食入口即吐,干姜黄芩黄连人参汤主之。

（——引自《伤寒论》原文）

伤寒入里,本自寒下。寒下者,以其藏有寒故也,乃医复吐下之,寒格更逆,吐下益甚。夫寒何以格?因火而格也。藏有寒者,自利不渴;若寒因火格,则吐下而渴矣。方中用干姜辛温主温中,黄连苦寒主热气,斯所以治寒格者也。又如乌梅丸,黄连汤,诸泻心汤,亦皆姜、连并用者,亦皆主治寒因火格者。若食入口即吐,尤为寒因火格之的据,读《金匮要略》"食已即吐者,大黄甘草汤主之。"可以悟矣。不然,而与太阴吐利"当温之,宜服四逆辈。"不将混为一治耶?

干姜黄芩黄连人参汤方

干姜　黄芩　黄连　人参各三两

上四味,以水六升,煮取二升,去滓,分温再服。

（——引自《伤寒论》原文）

上征引六经吐利各一条,以为举例。此六条者,果霍乱乎哉?遍考六经经文,固无所谓霍乱也,然则仲景胡为而述霍乱耶?既以呕吐而利,名霍乱矣,则六经篇中所有吐利,皆得而名为霍乱耶?按本卷所征引之太阳篇大柴胡证,阳明篇调胃承气证,少阳篇小柴胡证,则皆为宿食证治也。仲景不为援引者,岂以病势不急而缓欤?然霍乱篇第三条有云:"却四五日,至阴经上,转入阴,必吐利。"固以吐利缓者为霍乱矣。又按太阴篇之四逆辈,少阴篇之吴茱萸汤,厥阴篇之干姜黄芩黄连人参汤,则皆为吐利证治也。仲景亦不之援引者,岂以病形似是而非欤?然霍乱篇第六、七、八、九诸条,用四逆汤,四逆加人参汤,通脉四逆汤,通脉四逆加猪胆汤,固以四逆诸汤为主方矣。夫寒湿相因,寒必兼湿。"湿"字从"氵","氵"即"水"字,"寒"字从"冫","冫"即"冰"字,冰者冬寒水结也。凡吐利而不因于寒湿者,皆得屏于霍乱本篇之外。夫然后知论寒湿霍乱者,以三阴为主,而三阴又以少阴为重,并知治寒湿霍乱者,以四逆诸汤为主,而四逆诸汤,又以附子为重,此则仲景论述霍乱之微旨也。今再细绎霍乱篇十条,无时腹自痛证,无心中痞硬证，无胁下硬满证，无烦躁欲死证，所以凡治宿食、风、烦、寒格之法，概不得而与焉。即寒霍乱之在三阳者，亦仅取五苓散、理中丸，以温中利水而已矣。类此蕴义，耐人寻味。善读读无字，善悟悟书外，学者勿以为非霍乱本篇之文，而忽视之可也。

《伤寒论霍乱训解》卷二终

江油弟子　王雨文会斌　校勘
　　　　　李开香兰馨

伤寒论霍乱训解卷三

蜀华阳　刘复民叔甫著
男　文敦子厚　参
受业　包介眉　校
受业　卞嵩京　补

《伤寒论》霍乱篇十条七方皆为霍乱寒证，虽第四条有云："热，多欲饮水者，五苓散主之。"此为霍乱渴饮，命之曰热而已，非正热霍乱也。复续于六经篇中各举吐利一条，所以示例，故如太阳篇水逆之五苓散证，腹中雷鸣之泻心汤证，以其义复，皆未辑入，非故遗也。仲夏初，有居于福履理路合群坊公兴米楼闽人吴文彬者，其母及弟同患吐利重病，已延西医诊断，认为霍乱，余偕弟子孟友松、张稼新往治，渠母则附子证，其弟则石膏证也，服药皆愈。夫以同时、同地、同病吐利，乃方药不同而得同愈者，岂非天之欲试吾术之偏任否乎？近又以十枣汤治愈吐利痞硬热毒极证，于此又悟"少阴病，自利清水，心下硬，口干者，宜大承气汤。"受业马诵南谨按：此条据宋本《伤寒论》少阴篇题首文与正条，"心下硬"作"心下必痛"，小异。与此同一机衡。按两条痞硬满痛，其始也皆为宿食，其继也，一腐三焦，一腐胃肠。所以然者，凡物遇寒则枯，遇热则腐也。热腐至危，于法主下，盖舍下之一法，实无由泻其热、愈其腐耳。爰取太阳篇十枣汤证、少阴篇大承气汤证训解于后。

○ 太阳中风，阳邪。下利呕逆，里证。表解者，表证为发热头痛、身疼恶寒。乃可攻之，绎"攻"字义，知属里实证。其人𣲖𣲖汗出，发作有时，头痛，太阳中篇"头痛有热者，与承气汤。"厥阴篇"干呕，吐涎沫，头痛者，吴茱萸主之。"此二方皆不主头痛，乃服汤后头痛皆愈者，要为两方药效所及，非夫麻黄、桂枝径治头痛者比也。心下痞硬满，引胁下痛，干呕，短气，下当有"若"字。汗出不恶寒者，此表解里未和也，着眼"不恶寒"三字。十枣汤主之。

风为阳邪，攻为里实，此条之所以不得与于霍乱篇也，汗出、不恶寒为温热，心下痞硬满为宿食，干呕、短气为胸胁有水结，盖温热炽于中，挟水食以为硬痛。若失治，则由痛而腐而速死，故用十枣汤以快下之。三物皆攻里者，《神农本草》称甘遂味苦寒，主"留饮宿食，破癥坚积聚，利水谷道"，大戟主"吐逆"，芫花主"短气"，三物合用，峻攻快下，所以救其速死，孰谓太阳吐利不如少阴之危急者？夫胸胁热实，攻其实则热去而里和，里和则下利、呕逆、汗出、头痛可以不治而自愈，岂寻常思议所能及者？后世惟《古今录验》漏芦橘皮汤为能师法此意，方用漏芦、橘皮、麻黄、杏仁、黄芩、甘遂,治温毒心闷、吐清水者,其用甘遂攻上中二焦之热实以防痈腐,义至精审,下此未易有也。

十枣汤方

芫花_熬　甘遂　大戟

上三味,等分,各别捣为散。以水一升半,先煮大枣肥者十枚,取八合,去滓,内药末。强人服一钱匕,羸人服半钱,温服之,平旦服。若下少病不除者,明日更服加半钱,得快下利后,糜粥自养。

〇 少阴病,自利清水,_{绎"自"字义,知非误下。}色纯青,_{胆汁下注。}心下必痛,_{里实。}口干燥者,_{内热。}可下之,宜大承气汤。_{原校云:"一法用大柴胡。"}

前条有表证,故曰太阳;此条无表证,故曰少阴。按少阴下利,理无痛证,此有"心下必痛",以其为宿食积聚故也。余如桃花汤、四逆散两条亦皆有腹痛,以其为下重肠澼故也。虽通脉四逆汤亦有"或腹痛"句,其方后云:"腹中痛者加芍药二两",与真武汤用芍药治水气腹痛同义。《神农本草》固以芍药主腹痛、利小便也,惟芍药宜于下重之肠澼,不宜洞泄之下利,故真武汤方后云:"若下利者,去芍药加干姜二两"。《神农本草》固称"芍药,味苦平",太阴篇亦称"设当行大黄、芍药者,宜减之,以其人胃气弱易动故也。"夫肠澼不系于厥阴而属于少阴者,当是有神倦欲寐之状,然则本条宿食不系于太阴而属于少阴者,盖犹是耳。其"口干燥"为温热内炽,其"自利清水"为肠失节度,其"色纯青"为肠被热腐,肠腐则胆管不约,胆汁外溢,因随利势以下注也。于此足知"心下必痛"者,初为宿食,后为肠腐,若不急下,何以救危? 按少阴篇用大承气汤者三,曰"口干燥者,急下之",曰"腹胀不大便者,急下之",惟本条但言"可下"而已,"可"者,"审之"之辞,以有"自利清水"一证,临深履薄,能不审乎? 苟不心下痛,则宜属诸四逆汤证,而曰"宜大承气汤",不亦背道而驰乎? 原校云:"一法用大柴胡",详本条有里证无表证者,无表证者而云"用大柴胡汤",此为谬矣。

大承气汤方

枳实_{五枚,炙}　厚朴_{半斤,去皮,炙}　大黄_{四两,酒洗}　芒消_{三合}

上四味，以水一斗，先煮二味，取五升，去滓，内大黄，更煮取二升，去滓，内芒消，更上火，令一两沸，分温再服，一服得利止后服。

考霍乱之为病名也，不见于《神农本草》三品、伊尹《汤液》六经，而《灵枢》《素问》反数见不鲜，是《伤寒论》"霍乱"二字为仲景拾自岐黄经籍，非农伊家所旧有也。按《本草例》，神农旧经以朱书，《名医别录》以墨书。朱书中品有女菀"主霍乱"之明文，复尝辨其为陶弘景朱墨杂书，与升麻互易之误。据大观本、政和本，如人参、术、桂、附子、干姜等所主霍乱，概作墨书，是则女菀所主绝非神农经文。且神农众药止言"吐利"，不言"霍乱"，言霍乱者仅此一见。又遍查古今方书，从无一方有用女菀以治霍乱者，今且于女菀形色亦不能识，盖早当退入"有名未用"之列。然则女菀主霍乱一条，当为朱墨互淆之误，事出弘景，非神农之旧也。《伤寒论》霍乱篇附次于六经之后，绝非伊尹经文，且第三条言"本是霍乱，今是伤寒"，绎其文理，至为可疑。据其用"伤寒"二字冠首，当为论广汤液之文，事出仲景，非伊尹之旧也。夫弘景原为道家，所注本草尊重仙经，其撰用"霍乱"之名，固可勿论。而仲景为得汤液正传，乃亦拾而用之，是诚不可解者矣。虽然，霍乱字义亦有可释。按霍者，霍霍吐声也；乱者，乱于中也。是知霍乱者，原为吐利之通名，固不限于寒湿，而温热亦正多也。寒为阴，阴道虚，故阴寒吐利无实证，虽间有寒实，而虚寒其常也；热为阳，阳道实，故热霍乱无虚证，虽亦间有虚热，而热实其常也。寒证初起，兼身痛者，其极则为心阳亡，经络血脉枯，治以温中为主，不尚攻也；热证初起，兼结胸者，其极则为胃阴亡，为胃肠三焦腐，治以清下为主，不尚补也。设寒证而无身痛，热证而无结胸，则吐利虽暴，犹未必至于此极也。寒难传染，其病独其主，人事；热易流行，其病广其主，天役。能识诸此，则知《伤寒论》霍乱全篇仅为寒湿霍乱片面之论，必综六经吐利而读之，斯能备悉其全局，否则，得半而失亦半也。受业杨良柏谨按：女菀主霍乱，师有辨说，宜参《朱墨别录》女菀条。

附余四条

○中风，疑"中风"上有"太阳"二字。发热六七日不解而烦，有表里证，渴欲饮水，水入则吐者，名曰水逆，五苓散主之。

按霍乱篇第四条以"霍乱"二字冠首，本条则用"中风"二字起端。夫风易化热，故彼云"热，多欲饮水"与本条"渴欲饮水，水入则吐者"同为里证，其"头痛发热身疼痛"，即本条所云"发热六七日不解"之表证，有表里证者，当主表里两解之法。然则五苓散方所用桂枝盖全为表未解者设也。按本条无"下利"明文，而亦辑附于此者，以与霍乱篇互文见义故也，故曰：两条义同。

五苓散方

猪苓十八铢，去皮　泽泻一两六铢　白术十八铢　茯苓十八铢　桂枝半两，去皮

上五味，捣为散，以白饮和服方寸匕，日三服，多饮暖水，汗出愈，如法将息。

○伤寒汗出，解之后，胃中不和，心下痞硬，按之自濡，但气痞耳，故下言"有水气"。干噫食臭，胁下有水气，腹中雷鸣下利者，生姜泻心汤主之。

按厥阴篇干姜黄芩黄连人参汤共四味，本方已包而有之，彼治吐下，此治噫下，知主治之证颇同。其所有同者，以同为寒格也。寒何以格？因火而格，所以两方同用姜、连。彼云"本自寒下"，可知其原为里证，证必兼手足厥寒，故得属之于厥阴篇也；此云"汗出解后"，可知其初有表证，证必兼头痛发热，故得属之于太阳篇也。彼云"若食入口即吐"，此云"腹中雷鸣下利"，是又大同而小异，惟其小异，故于制方之轻重多寡乃不尽同焉。

生姜泻心汤方

生姜四两，切　甘草三两，炙　人参三两　干姜一两　黄芩三两　半夏半升，洗　黄连一两　大枣十二枚，擘

上八味，以水一斗，煮取六升，去滓，再煎取三升，温服一升，日三服。附子泻心汤本云："加附子"。半夏泻心汤、甘草泻心汤，同体别名耳。生姜泻心汤本云："理中人参黄芩汤去桂枝、术，加黄连，并泻肝法"。

○ 伤寒，脉滑而厥者，里有热，白虎汤主之。

此条无"吐利"明文，非专为霍乱言也。然揆诸霍乱，无不手足厥冷，是肢厥之于霍乱不可以不辨也。霍乱有寒热，则肢厥亦必辨其为寒为热。辨之之法，在本条则以"脉滑"为据。脉有滑象，知为里热，里有热者，故以白虎汤主之。若霍乱肢厥尤须细辨，今试举一例以明之。如霍乱篇第八条云："既吐且利，小便复利。"以有小便复利，则知厥属于寒，寒厥为四逆汤证，此四逆汤之附子所以见重于寒霍乱也。反之，而小便不利，涓滴如沸汤，则其厥为里有热无疑，里有热为白虎汤证，此白虎汤之石膏所以见重于热霍乱也。又《神农本草》称石膏主"口干舌焦"，此亦为里有热之的证，亦即辨假厥之要着。学者若再反以三隅，则化裁在我矣。

白虎汤方

知母六两　石膏一斤，碎，绵裹　甘草二两，炙　粳米六合

上四味，以水一斗，煮米熟汤成，去滓，温服一升，日三服。

○ 伤寒解后，虚羸少气，气逆欲吐，竹叶石膏汤主之。

此条虽非专为霍乱而设，若揆诸霍乱，吐利过则肉脱，虽吐利已止，亦必虚羸少气而气逆欲吐，尤为霍乱解后常有之证。里有热用白虎，以石膏为主药，虚羸少气加人参、麦冬，气逆欲吐加半夏、竹叶。且竹叶主治筋急，凡霍乱转筋之后，余热未清者，竹叶尤有殊功。小便已利，故去知母，胃犹未和，故存甘草、粳米，盖竹叶石膏汤实白虎之变剂。凡里有热者，既赖石膏以去疾，尤赖石膏以善后，《神农本草》称石膏"味辛，微寒"，以其性寒而微，故两方所用皆重一斤，较诸他药则数倍也。

竹叶石膏汤方

竹叶二把　石膏一斤　半夏半升，洗　麦门冬一升，去心　人参二两　甘草二两，炙　粳米半升

上七味，以水一斗，煮取六升，去滓，内粳米，煮米熟汤成，去米，服一升，日三服。

《伤寒论霍乱训解》卷三终

吴兴　　弟子　　陈正平憪慈　　校勘
南京　　　　　马涌南仲南

《章太炎〈霍乱论〉评注》跋

　　夫学以致知，知以达行。行其所知，知其所学。博学以富，知富知以著行。是故行本乎知，知生于学。然博学贵乎精，富知贵乎纯，著行贵乎正，于是知行一贯，道以学明焉。使博学而不精，为不笃于学；富知而不纯，为未定于知；著行而不正，为无常于行。则欲道之明而合其知行者，未尝有之矣，信乎。观其行之正与无常，可概其知之纯与未定，与之学夫精与不笃也。医犹然也，矧丁兹邪说摇撼之季世，欲求知行之合乎？吾原道者，几希欤有诸？维吾师成都刘民叔夫子独任焉。夫子幼读圣人书，善攻医经，自垂髫以逮，束发寝食，几废寒暑无间，更历井研廖季平先生等三十余贤师游，尽得其传，是博于学富其知也。且探迹索隐，不耻下问，格物温故，敏以推求，是精于学纯其知也。弱冠学成，承汤液家法，挽农伊坠绪，乃一志著书立说，活人医医，是行因著且正矣。尝纠正江南医风，少驻沪渎，一时四方闻风来游者，室为之盈。耳提面命，诲无倦意，著有惜昔，齐研医业，蘗若干卷，先后行世，都阐发经旨，人未曾言，觉度后进，旋转医风，功当不朽。客夏吴氏母子，病霍乱岌岌乎不可终朝，西医束手，将舍诸隔离病院，家人恐，急延夫子挽救之，夫子遂以白虎法饵其子，四逆汤疗其母，皆庆重生。夫母子天性相生也，寝食与共也，同时感病也，吐利又相若也，而别以白虎、四逆，性味大异之药品，分起危疴，谁不奇之？夫子训曰："兵法有背水为阵，火牛相攻者，应变随机而已。治病当测其证同中之异者，苟有少异法，即大变用药，犹用兵耳。谨守病机，不戢则乱。若吴氏母子之病霍乱也，即小便利与不利为异，扼其辨证寒湿、湿热之要，余虽俱同无何也。子当明记之。"余受夫子业，聆夫子训，读夫子书，见夫子行，亲炙有日。今夫子将艾龄焉，而治学悉合乎道，知行始终，一贯而不离乎经。于是知夫子之学博且精，知富且纯，行著且正者，非偶然也。然则正统农伊砥柱狂澜者，微夫子其谁与归？必后之学者，宝夫子之书，崇夫子之言，行当兴晚生之憾，末览余跋，当不以余言为诿欤。《伤寒论霍乱训解》凡三卷，原附《章太炎霍乱论评注》，今单刊行世，以《伤寒论》霍乱三阴寒证为主。至若因霍乱流行传染为时疫属诸三阳热证者，参读《时疫解惑论》，庶无井天偏见之弊，是为跋。

中华民国三十一年立秋，镇海弟子张亦相，顿首跋。

章太炎《霍乱论》评注

蜀华阳　刘复民叔甫著

男　文敏慎言　参

受业　徐敬斋　校

民国二十九年，庚辰人日，孟生友松执近儒余杭章太炎氏所作《霍乱论》，索讲于余。三读之后，深服其阐发仲景，精辟绝伦也，爰为评注，以授生徒。

论一

霍乱吐利四逆之证，《甲乙经》序云："伊尹撰用《神农本草》，以为《汤液》。""仲景论广《汤液》，为数十卷。"林亿《伤寒论》序云："仲景本伊尹之法，伊尹本神农之经。"考《神农本草》主证，有吐利，无霍乱。"霍乱"二字，既不见于《本草》经典，又不出于《汤液》经文，然则"霍乱"二字，其为俗名无疑。据《伤寒论》霍乱篇："呕吐而利，此名霍乱。"今章氏以"霍乱吐利四逆"六字成文，盖不知霍乱为田舍间之俗名，且昧于四逆为吐利形于外之兼证，况四逆不尽属寒，故当削去"霍乱四逆"，专存"吐利"二字，斯得尊章氏之旨。**多起夏秋间。** 夏秋间正暑期也，溽暑之际，地湿上升，愈热愈升，其势然也。凡贪凉露卧、饮冷啖瓜者，寒湿浸淫，无可避免。按"寒"字从"冫"，"冫"本作"仌"，今文作"冰"，冰者冬寒水结也。湿为水之性，故寒未有不湿，湿亦未有不寒者。卧则阳入于里，不复卫外，况裸体露卧乎？寒湿乘虚，直中少阴，甚易易也。所以吐利寒证，夏秋独多。夫夏秋之寒，不若冬时远甚，而冬时伤寒者，反多在三阳之表，诚以闭户塞牖，重衣厚被，戒备森严耳。此属人事，非关天时，亦非生理使之然也。**依大论"热，多欲饮水者"，用五苓散；"寒，多不用水者"，用理中丸；"四肢拘急、手足厥冷者"，用四逆汤；"脉不出者"，用通脉四逆汤；兼"烦躁欲死者"，用吴茱萸汤。并见霍乱少阴二篇。** 王叔和《伤寒例》云："今搜采仲景旧论。"《甲乙经》序云："近代太医令王叔和，撰次仲景选论甚精。"林亿《伤寒》序："选论作遗论；曰撰次，示为叔和所重编也；曰搜采，示非伤寒所原有也。"其为叔和撷拾仲景遗论，以撰次于《广汤液论》之间，至为显著，然则遗论为何？曰《胎胪药录》《平脉辨证》是也。《胎胪》为仲景弟子记述之作，《平脉》则为闻风私淑托名仲景以传者。凡论中问曰、答曰，皆出《胎胪药录》；问曰、师曰，皆出《平脉辨证》。绎其文理，可以判识。考仲景自序："撰用《素问》《九卷》《八十一难》《阴阳大论》《胎胪药录》，并《平脉辨证》，为《伤寒杂病论》，合十六卷。"此数语者，全为叔和羼入，盖即所谓夫子自道也。夫仲景祖述农伊，原与岐黄异派，叔和固岐黄家也，读所撰《伤寒例》，可证其是。然则《伤寒》霍乱篇，有问曰、答曰，盖为叔和撰次《胎胪药录》而成者，正《伤寒例》所谓"今搜采仲景旧论，录其证候，诊脉声色，对病真方，有神验者，拟防世急也。"章氏虽尊《伤寒》为大论，而不知《汤液》为圣经，过信仲景，不之辨别，宜其以"并见霍乱少阴二篇"为言，少阴篇出《伊尹汤液》，霍乱篇出《胎胪药录》，未可等量齐观也。余十六岁时，尝见一方数百里中，病者吐利厥冷，四肢挛急，脉微欲绝，老医以四逆汤与之，十活八九。三十岁后，又见是证，老医举四逆汤湿胜、吴茱萸汤风胜与之，《伤寒》霍乱篇十条，无吴茱萸证。以吴茱萸汤，偏主风烦，与四逆诸方，专主寒湿者，异义也。亦十活八九。此皆目击，非虚言也。以五苓证热未极。则绝少见，理中证寒未极。亦其不呕者耳。夏时得此，何也？ 夏热愈烈，湿亦愈升，地湿之升，随夏热而定其度。地湿无热，以湿性本寒也。章氏所谓"夏时得此"者，实即得此寒湿而已。贪凉露卧，为外所因；饮冷啖瓜，为内所因。大凡心藏搏动，藉酸素输致之力，夏时空气稀薄，酸素寡而心藏弱，原注：《千金》以五味酸药，为生脉之剂，即此义。○章氏何必如此立论？ 冬即反是。夏多汗，多汗故心弱；冬无汗，无汗故心强。是故冬日气寒，则血脉之行疾，无汗脉紧。夏日气热，则血脉之行迟，有汗脉缓。加以汗出阳虚，定论。心转无力，鼓舞血脉，愈且懈矣。汗出愈多，脉行愈迟。观夫伤寒脉紧，而暑病则多弦细芤迟之脉，所谓脉盛身寒，得之伤寒，无汗。脉虚身热，得之伤暑。有汗。非独病时为然，病则尤著。血脉流行，冬夏亦自有张弛也。有汗无汗而已矣。夫知此则可以知霍乱之原矣。其实"贪凉露卧、饮冷啖瓜"八字，足以尽之。岁莫严寒，冰雪凛凛，而人之处其中者，脉劲血驶，天寒无汗。戒备亦严，闭户塞牖，重衣厚被。是以乍得伤寒，多为阳证。乍得伤寒，伤风寒也，风为天气，故多为阳证；露卧中寒，中寒湿也，湿为地气，故多为阴证。其得少阴证者，章氏立论，知重少阴，与《胎胪药录》同义，洵得仲景之心法。必平时心藏特弱之人也。夏秋间，气或稍凉，较之冬时不逮远甚也。天愈亢热，寒霍乱愈多，以地湿愈升故也，与气候稍凉无关。然以久处炎蒸，出汗之因。心力弛懈，汗出之果。脉行甚迟，多汗之诊。猝遇寒邪中之，若非露卧，所中必浅。营卫虽欲抵拒，而素不设备，赤身裸体，不设备也，况露卧熟睡，虽欲抵拒其可得乎？**遇敌退挠，**若非饮冷，必能抗敌。中不寒者，何至退挠？**则唯任其直入。寒入而厥，血脉不能收摄水分，上下出于肠胃而为吐利，旁出于肤而为魄汗，水分尽泄，则血如枯虾，脉欲停止，于是死矣。**以上所云，深得《伤寒》霍乱篇之大旨，洵正论也。**冬时寒虽盛而易制，**重衣厚被，有备无患。**夏时寒虽微而莫当，**裸身露卧，开门揖盗。**守备有殊，而勇怯之势异也。**是人事，不是天时。**徐灵胎不解此义，以为大论所谓霍乱者，因于伤寒，而今吐利出于夏时，则非霍乱，四逆汤服之必死。**度天时，不度人事。**不悟大论所说者属伤寒，而今之发于夏秋间者为寒疫。**"疫"本作"痰"，《说文》云："痰民皆病也，从疒役省声。"民皆病者，谓民众同时皆病也，同时皆病，其为同时受邪可知矣。"疫"字从"役"，有役使之义，谁为役使？风与暑也。暴风侵袭，烈暑消烁，同时感受，病皆一律，所以不疫则已，疫则必因风暑，故疫无寒证。况夏秋之寒，原为人事，非天役也。寒难传染，热易流行。《释文》云："疫本作痰。"夫"痰"而从"火"，其成于风暑，先儒盖已早知其然矣。俗以"瘟疫"二字连文为名，诂亡征谚，堪为左证。于以足知热霍乱可以名疫，而寒霍乱则不可得而名。章氏以寒疫训寒霍乱，于义未协。**叔和序例云："从春分以后，至秋分节前，天有暴寒者，皆为时行寒疫。"**以伤寒寒疫，强为分辨，岂《汤液经》少阴篇所主者，能冬而不能夏秋间耶？考《汤液经》为统治杂病之书，固不必因《汤液》无"寒疫"二字，即据叔和序例以补之，补之适以乱之也。**夫以阳盛气柔，脉素惰缓，为寒所薄，则病更亟于伤寒，**三阴。**是以发热、头痛之霍乱，**三阳。**夏秋间不可得见，**当以三阴三阳，为辨证论治之依据，不得以春夏秋冬四时，印定后学耳目。**而死期猝至，亦无有过经者。**驳《胎胪》，并驳仲景，与《汤液》无关。**则以伤寒尚缓，寒疫弥暴也。**不知《汤液经》少阴吐利，死期最为暴速。章氏以寒疫当霍乱，霍乱当少阴吐利，观霍乱篇诸四逆证治，均未冠以"霍乱"二字，知非仲景遗意也。**徐氏所谓服四逆汤必死者，此乃夏时偶伤于饮食使然，本非霍乱。**徐氏失诸粗浅，章氏故求精深，过犹不及，两皆失之。**夫呕吐而利，其病众多，非独霍乱一候。**当曰：呕吐而利，六经皆有，惟独少阴最重，所以然者，《汤液经》名吐利，不名霍乱故也。若依《胎胪》"呕吐而利，此名霍乱。"则凡吐利皆为霍乱，霍乱皆必吐利，三阴三阳，皆有吐利，即三阴三阳之吐利，皆得而名为霍乱也。章氏宗之，而又攻之，无非欲举少阴吐利，得专霍乱之名而已矣。**尝见霍乱起时，老医与四逆、茱萸，用之神效。**少阴。**改岁有偶患吐利者，新学不识，**老医、新学，相对成文。**竟与四逆致毙。**非少阴。**其识者，**不识、识者，相对成文。**或与半夏泻心汤，病即良已。则前者为真霍乱，**当日西说之虎列拉，犹中说之少阴吐利也；中说之热霍乱，犹西说之肠胃急性加答儿也。虎列拉、肠胃加答儿等，不过各居吐利之一证耳，非必虎列拉为吐利真候，得以独专霍乱之名。不然，若以少阴吐利，为真霍乱，则其他吐利，当名类霍乱矣。其如霍乱篇不分真类何。**后者为寻常之吐利尔。**古者农皇著《本草》，伊圣撰《汤液》，传至汉代，楼护诵《本草》，仲景广《汤液》。凡农伊学派，称汤液家，与岐黄学派，称针灸家者，固道不同，不相为谋也。岐黄病名，多沿俗谚，霍乱即其一例。按霍乱之名，初见于《内经》，续见于《胎胪》。《胎胪》为仲景弟子传乃师之遗学者，且旁撝岐黄病名，况叔和、士安以下哉？而《巢氏病源》，且用"挥霍之间，便致缭乱"两句，为之释名，试绎其义，殊不可通。所以《汤液经》论，皆鄙而不用，直以"吐利"为病名，光明正大，无丝毫之隐意曲义于其间。章氏不达此旨，乃以少阴吐利为真霍乱，反将"吐利"二字，目为寻常。试观霍乱篇全文，惟五苓证、理中证，乃用"霍乱"二字冠首，则霍乱仅得为头痛、发热、身疼、吐利轻证之名，从可知矣；至四逆证四条，反废霍乱之名而不用，则霍乱不足当吐利重证之名，又可知矣。章氏于此等处，未尝理会，疏矣。**霍乱无有不吐利，而吐利不必皆霍乱。**与《胎胪》说不合。**大论太阳篇"伤寒发热，汗出不解，心中痞硬，呕吐而下利者，且以大柴胡汤主之。"此与霍乱乃有冰炭之殊矣。然其辨之亦易明也。**大柴胡证，为太阳伤寒久未罢者，与夏秋间霍乱暴至者固殊。太阳、少阴，阴阳悬绝。**诸泻心证，初无手足厥冷、脉微欲绝之状，**太阳。**且霍乱所泄者，如清米汁，而溏便甚少，非若鹜溏肠垢之溷杂者。**少阴。○原注：今西人以腹中不痛者为霍乱，痛即非是。盖即"痛则不通，通则不痛"，其理易明。太阴之为病，吐利腹痛，治虽用理中，然非霍乱。○按章氏云理中证，亦非霍乱，则霍乱篇不足据耶。以为不足据也，而又宗之，以为足据耶，何又非之？试检理中证原文，固以"霍乱"二字揭诸端首矣，夫"吐利腹不痛者，属少阴；吐利腹痛者，属太阴"，界说甚明。盖少阴吐利，为霍乱之一；太阴吐利，亦霍乱之一；推而三阳吐利，又何尝非霍乱之一耶？若必以少阴吐利为霍乱，则霍乱又为田舍间之俗名，何足以当雅言也？章氏立言之失，失于故合西说，然非章氏之创失，乃蹈袭译西说者而致之失也。设章氏以西医之虎列拉，即中医之少阴吐利，而不妄用"真霍乱"三字，则名可正而言可顺也。旧来译西说者，于医学知识，未尝深造，不以少阴吐利为译，而取霍乱以译之，可鄙孰甚焉！又如西说之脑充血、脑出血，宜译为古医之"厥逆"，无如医者造诣不深误以中风与厥逆相似，遂迳译为"中风"。近人张伯龙、张山雷辈，又从而蹈袭之，故其失也，与章氏同。然章氏取法仲景，立论谨严，则又贤于二张远矣。**自非粗工，安有目眯黑白者也？若**

伤寒论霍乱训解

110

真霍乱证，发于冬时，与伤寒相属者，头痛发热，容有之矣。忽又作回护语。发于夏秋，与寒疫相属者，则热象不可得见，《汤液经》云："少阴病，吐利手足不逆冷，反发热者不死。"是以经言"长夏善病洞泄寒中"。贪凉露卧，饮冷啖瓜。徐灵胎、王孟英乃云"绝未见有寒霍乱"者，岂当时适未遇之，抑过为矫诬之论也？原注：近人陆九芝，善治温热，悉归本于《伤寒论》，痛斥叶天士、吴鞠通辈，生地、麦冬、犀角、牛黄之非，议论快绝。至治霍乱，则鞠通敢用四逆、理中，而九芝独为异论，乃其所谓霍乱者，实无吐利形证，不知何以混称也。○是。按灵胎治连耕石暑热坏证，脉微欲绝，遗尿谵语，循衣摸床，以为阳越之候，急以人参、附子与之，三服得生。然则暑热阳越，循名失实。尚为虚寒欲绝之状，岂暴寒所劫而无寒疫耶？暴不必疫，疫未必暴。斯实一间未达矣。

西人治霍乱，有以鸦片制止者，强心。此即《斗门方》中御米止利法也。民间无医，亦有以矾石、石榴皮涩止者，其用与鸦片同，轻者得止，剧者仍无以愈之。附会。独以盐水注射脉中，益脉。虽危亟亦有起者。按盐水探吐，本《千金》治干霍乱法，附会。而今施于吐利，世多不解其故。余以盐水能收摄血脉，《周官·疡医》称："以咸养脉。"血味本咸。少俞曰："咸入胃也，其气走中焦。注于血脉，脉者血之所走也，与咸相得，即血凝"。尝观俗人有争血统是非者，两人各刺血注之水中，水或有盐，则两血相聚，是其证也。亦能收摄水分，令不泄出。许叔微以禹余粮丸治水胀，称食盐则水胀再作，是其证也。是以咸能凝血，亦能调血。《阴阳大论》称"心欲软，急食咸以软之"。霍乱血结如块，用盐水者，非取其刚而取其柔。夫治有异法而同愈者，盐水与四逆、茱萸二汤近之矣，非温凉相反之谓也。按：章氏举西人治霍乱二法，一为鸦片制止，一为盐水注射，然皆非邪势方张，所能胜任者。鸦片具强壮心脏搏动之力，虽能暂时制止，而其遏邪遗患，弊亦无穷，故逾时再发，发且剧也。至于盐水注射，虽有益血脉水竭之功，亦当用于吐利已衰，形肉消脱之际，否则，吾未见其能起危亟也。夫病有始末，治有先后，西人不知，可勿论矣。古之传方者，正多蹈此遗首示尾之弊，方书无不尔，于章氏乎何尤。

问曰：《别录》香薷主霍乱，腹痛吐利。《唐本草》薄荷主霍乱，宿食不消。陶隐居云：霍乱煮饮香薷，无不差。《千金翼方》治霍乱，有一味香薷方,有一味鸡苏方。恐心藏垂绝,不应更用辛散? 答曰:言腹痛则非无阻拒,言宿食不消则不关血脉,此非真霍乱,特以相似名之耳。既专以少阴吐利为真霍乱,宜其以非少阴吐利为相似之假霍乱也。

论二

海宁孙世扬曰:霍乱有里寒外热者,此阳欲尽也,断无头痛、发热、身疼与吐利齐作之事。正使有之,则是时行感冒而致吐利,本与霍乱异病,仲景不应混之。误说。按本论问曰:"病发热、头痛、身疼、恶寒、吐利者,表里同病。此属何病?"答曰:此名霍乱。表里同病,以里病为重,故呕吐而利,得专霍乱之名也。霍乱自吐下,细绎"自"字,则知此句,特以声明霍乱之所以得名为霍乱者,正以其自吐下故也。又利止复更发热也。吐利而兼发热,即可名为霍乱。利止复更发热,为霍乱后之表证未解,语意固甚明白。盖当时世俗,皆以霍乱为吐利而兼头痛、发热、身疼、恶寒之通名,所以《胎胪》于三阳吐利,皆名霍乱,而于三阴吐利,反废霍乱之名,而不用也。即知发热、头痛、身疼痛,在吐利断后,非与同时。得半失半,独不顾本条上有"问曰"数句耶? 余谓斯论独得仲景真旨。按后章氏与恽铁樵《书一》,知孙世扬为章氏弟子,弟子述师,固不啻若自其口出也。霍乱正作时,胃逆口噤,白汤、茗饮,皆不得入,非不入也,入即吐出耳。何欲饮水不欲饮水之可言。死于句下。故非独五苓证在吐利断后,怪。即理中证亦然,更怪。合之桂枝证,凡为差后三法。徒自圆己说,不惜上下倒置,其如文理不属何,其如病理不符何。近人浏阳刘崑湘氏,伪撰古本《伤寒杂病论》十六卷,改窜羼补,肆无忌惮,且网罗叶、薛、吴、王诸说,增入温暑热燥诸篇,文理粗浅,方义卑陋,岂仅厚诬古人,亦且贻误来学! 不识《汤液经》义,自我作古可也,更何必托名仲景,再为论广乎? 即如霍乱篇,五苓、理中条,亦据此章氏之差后误说,于霍乱下擅增己字,使撰述《胎胪药录》者,亦梦想不到,学者依据宋版《伤寒论》可也。盖其始吐利无度,水汋将竭,愈后口渴,亟欲引水自救,饮水多则惧胀满,故与五苓散以消之,此差后第一法也;其或寒、多不用水者,虽烦渴不形,内之津液,犹自渐涸,故与理中丸健行中焦,而助泌别,则津液自滋,此差后第二法也;若但身痛者,直以桂枝汤,调其营卫,此差后第三法也。据章氏之说,则霍乱篇之差后三法,误列于四逆汤正治之前矣。叔和撰次,纵然糊涂,恐亦不至倒置如此。分类言之,则五苓、桂枝二证,为阴病转阳;理中证,则阴病渐衰,未得转阳者尔。以上所说,皆是未经临证之谈。《肘后》治霍乱差后大渴者,以黄粱五升,煮汁饮之。今人或用白虎加人参汤、竹叶石膏汤;不能卧者,用黄连阿胶汤、猪苓汤,虽与五苓散有温凉之殊,其存津救阴,亦无异也。五苓散非存津救阴之方,与白虎、猪苓,岂仅寒、温之殊哉?夫吐利原有寒热两证,若必以寒证吐利,迎合虎列拉,定名真霍乱,则凡古籍所载霍乱之当用石膏、黄连者,又不能不为之强词夺理矣,聪明反被聪明误,惜哉!若吐利初起,用理中而止者,多属太阴伤寒吐利腹痛之候,故方下有吐多下多腹痛加减之法,为太阴伤寒设也。三阴吐利,腹痛者,属太阴霍乱。霍乱则少阴伤寒之属,吐利不腹痛,水液横决,无能禁者,过在心藏,三阴吐利,腹不痛者属少阴霍乱。不在脾胃,虽用理中,未得止也。三阴吐利,心中疼热者,属厥阴霍乱。然三阴以少阴为重,故少阴多死证。《素问·阴阳大论》,皆以霍乱属太阴者,太阴为脾,凡用五藏分病者,皆为岐黄家法。《中藏经》以吐泻霍乱,隶属脾厥,亦是岐黄流亚。至于汤液家法,则以六经分病,凭证用药,不重五藏说也。清代叶天士云:"后贤刘河间,创议迥出诸家,谓温热时邪,当分三焦投药,以苦辛寒为主,若以六经分证,仍是伤寒治法,致多误耳。"叶氏不知《汤液经》,固毋论矣。乃吴鞠通撰《温病条辨》,甫以为跳出伤寒圈子,而不自知其又堕入岐黄术中,夫欲依附河间三焦之说,另立营垒。吾于叶、薛、吴、王之狭小,未见其能也。此徒据形式为言,犹喘咳则归之肺尔。农伊、岐黄,家法不同。农伊家名为吐利,岐黄家名为霍乱。《素问》以霍乱统属于太阴,《汤液》则独重少阴之吐利。学派有别,观察遂异,不得以岐黄证农伊,更不得以《素问》讲《汤液》也。《阴阳大论》又云:"不远热则热至",身热、吐利、霍乱,此亦时行吐利,必非真霍乱也。不知古人以三阳吐利,亦名霍乱之义。观《伤寒》霍乱篇,前五条属三阳吐利,后五条属三阴吐利,井然不紊,原书具在,可覆按也。

论三

民国十五年夏,鄞范文虎以书问曰:前此二十载,霍乱大作,非大附子一两,连三四剂不治。前此五年,霍乱又作,以紫雪加生姜汁,井水冷调服亦愈。去岁霍乱又作,以酒炒黄芩一二两治之。今岁霍乱又大作,仆用王清任解毒活血汤,进三四剂,服后化大热得已,而进姜附者多不救。将岁时不同,不可执一乎?问得囫囵。答曰:严用和云:"吐利之证,伤寒伏暑皆有之，非独霍乱，医者当审而治之。"上溯《汤液经》可也，何必宗严说？夫常病之吐利者，自肠胃涌泄而出，是以利必有溏粪，吐必有余食。霍乱初起者，亦有之，特久则乃无矣。霍乱之吐利者，自血液抽汲而出，是以溲如米汁，而溏粪余食鲜见，且肠胃亦不与相格拒，无腹痛状。心合于脉，脉为血府，故血被抽汲则脉脱，脉脱而心绝矣。夫以血脉循环，内摄水汋，其凝聚之力甚固，曷为不能相保，使如悬溜奔瀑以去哉？此土则以为寒邪直中少阴，原注：心藏是。西人则以为血中有霍乱菌。当曰：血中有虎列拉菌。二说虽殊，要之邪并血分，心阳挠败，力不能抗则无异。慧眼独具，洵正论也。俗方或取明矾、石榴皮、铜青为治，皆有杀菌用。大方唯以通脉为主，是犹兵法攻守之异也。以通脉为守，杀菌为攻欤？王清任之为解毒活血汤也，按解毒活血汤方："连翘二钱，葛根二钱，柴胡三钱，当归二钱，生地五钱，赤芍三钱，桃仁八钱，红花五钱，枳壳一钱，甘草一钱，水煎服。"方中柴、葛，皆为表药，足知当时霍乱，必有发热、恶寒、头痛、身疼诸表证。苟无表证，则此表药何所用之？盖解毒活血汤所主治者，正为三阳霍乱。证以清任自述："一面针刺，一面以解毒活血汤治之，活其血，解其毒，未有不一药而愈者。"则此汤必为当时验方无疑，孰谓霍乱而无三阳表证者哉？欲两有之以为功。通脉、杀菌。其主药乃在桃仁、红花，红花五钱，行血通脉之力亦不细，桃仁八钱，则入血杀菌之功伟矣。药之治病，不必以理求，但求其效能耳。例如桂枝利关节，芍药利小便，麻黄发表出汗，大黄通利水谷，即此效能，以为治病之基本原则可也。不必于此基本原则之外，再求其理，否则非附会，即穿凿矣。王清任之为解毒活血汤也，亦不能例外。清任本为好用红花、桃仁者，当年时疫用而愈，即此效能以求之，则红花之行血通脉，以其具有利水道之效能故也，桃仁之入血杀菌，以其具有杀小虫之效能故也。足下又以其方进三四剂，所以治有奇效，非夫徐、王歧说比也。解毒活血汤，乃治三阳之热霍乱者，所以"范书"有曰："仆用王清任解毒活血汤，进三四剂，服后化大热得已。"如此云云，当然与徐、王歧说同也，以非少阴吐利故耳。若王清任所制之急救回阳汤，则几希近之矣，方用"党参八钱，附子大片八钱，干姜四钱，白术四钱，甘草三钱，桃仁二钱，红花二钱。"然清任自云："一两时后，汗如水，肢如冰，是方亦无功，仍以附子、干姜大剂治之。然则始起即厥者，必急用姜附可知也。"清任心粗胆大，其治学也，虽间有独到处，然得不偿失，功难掩过。恃彼亲视残尸之阅历，妄攻历圣相传之经法，揆其所得，不过"气虚血瘀"四字而已。夫死之与活，固殊别也，何可执一而论？今探死尸以求活理，其智愚也，贤不肖也，果可解剖而视之乎？斯仅视其死后之形迹而已矣。其著《医林改错》，半多错改，如治霍乱不分寒热，是其例也。观其"解毒活血汤"云："此方谓初得吐泻而言，若见汗多肢冷眼塌，不可用。"又清任之为"急救回阳汤"也，亦云："若吐泻一见转筋，身凉，汗多，非此方不可，莫畏病人大渴饮冷，不敢用。"据此则知清任之治霍乱，不以寒热分阴阳，而以始后分虚实，宜其以解毒活血汤混治虚寒霍乱。而虚寒霍乱，经此挫折，又多一危机矣。幸其又云："解毒活血汤，与急救回阳汤两方，界限分清，未有不应手而愈者，慎之慎之。"是其尚知以解毒活血汤治三阳霍乱，急救回阳汤治三阴霍乱也。**足下谓今岁进姜附者多不救，此进姜附者，何人哉？意其诊断不审，以伤暑吐利为霍乱，则宜其不救矣。**谁教人以姜附治伤暑吐利，设用于对证之中寒吐利，尚有不救者哉？**夫大疫行时，非遽无常病也。**六经吐利，皆可名为霍乱，霍乱非少阴吐利之专名，亦非时行大疫非常之名。且少阴吐利，不定为大疫，而时行大疫，又不定为少阴吐利。明乎此义，乃足与知吐利有寒热之分，六经之辨也。**长夏暴注，泊泊乎不可止者，其剽疾亦与霍乱相似。医者狃于所见，遂一切以霍乱命之，**但利不吐非霍乱也。**识病先误，其药焉得有效耶？**霍乱分寒热，治法亦分寒热，霍乱有寒热相兼之证，治法亦有寒热相兼之方。识病不误，服药未有不效者。**去岁用黄芩而愈者，亦必肠胃常病也。凡诸吐利轻者，进六和汤亦得止，甚者以半夏泻心汤与之，十愈八九。及霍乱作而半夏泻心汤不足任者，以其所吐利者，出自血液，而非肠胃水谷之余，故合芩、连、干姜、半夏之力，而不足以遏之也。若夫肠胃常病，则黄芩自擅长矣。**热斯可也，寒则忌之。**仆以为霍乱**虎列拉**初起，腹不作痛，利如米汁，**少阴证。**其可断为霍乱已明。惟厥逆未见，或不敢遽与四逆，**何必游移？**而理中平缓，不足以戡乱禁暴，**轻者亦效。专任黄芩，又有不辨阴阳之过。**黄芩苦而不辛，不能治少阴吐利。**无已，可取圣济附子丸为汤，以附子强心，以干姜、黄连止吐利，以乌梅杀菌，每服六钱，**原注：生附子一钱，干姜、黄连各一钱五分，乌梅二钱。**是亦与清任第一方同功，贤于专任黄芩万万也。**其误与王清任同。**紫雪生姜汁治法，仆记前五年霍乱作时，亦多赖附子得起，此仍四逆流亚，不知服紫雪生姜汁者，果何证状，恐肠胃不调，吐利之候，必非真霍乱也，**吐利为霍乱，何必分真假？诚求之，则霍乱二字，原可废也。**足下以为何如？**

书一

铁樵先生大鉴，前数日得函，并治霍乱、暑证、湿温湿温非古名，初见于《难经》，续见于《脉经》，考《灵素》《甲乙》无其名，《伤寒》《金匮》亦无其名，迄于清代叶、薛、吴、王，始大昌明。岂古无是病欤？抑古人不知是病之治法欤？所谓"夏季多湿温"者，正为夏伤于寒之病，不过寒在夏季，不若冬之严厉耳。在冬则腠理固密，须温经以发汗；在夏则腠理松弛，宜佐入清利小便之品可也。仲景论广《汤液》，原为统治杂病之书，固不专为伤寒作也。观于太阳上篇，首揭湿痹温病之提纲，二者合病，非即后世之所谓湿温欤？寻此以求，则《伤寒论》中，自有无尽之藏。惜后世学者，不念思求经旨，以演其所知，各承家技，以为跳出伤寒圈子，狂妄背谬，君子恶之！三法。暍即暑证，盖无疑义。暑即热也温也，亦无疑义。唯《素问》称凡伤于寒而成温病者，先夏至日为温，后夏至日为暑。有语病，乃王叔和据此以倡"中而即病不即病"之说，叶天士复宗之以广"外邪引动伏热"之论。其实《平脉法》所云："伏气之病，以意候之。"一条，即仲景所谓"里有热"也，太阳上篇云："服桂枝汤，大汗出后，大烦渴不解，脉洪大者，白虎加人参汤主之。"然则王孟英注叶氏《伏气外感篇》所云："新邪引动伏邪者，初起微有恶寒之表证。"犹是此条之遗义，何以明之？其在未服桂枝汤前，必有头痛、恶寒之表证，非所谓先受外邪乎？其在既服桂枝汤后，大汗烦渴，非所谓引动伏热乎？以此证之，则知叔和所谓"更遇于风，变为风温。"以及叶、薛、吴、王诸论，无一而非影响之言也。彼暑似即热病，何言似？《要略》暍证乃真暑病耳。何言真？热病较温为甚，言热言温，不以微甚分别，要凭证候论治。温病汗出脉躁，热之属实者。暑病则脉弦细芤迟，热之属虚者。此其虚实不同之处也。同为热病，勿以"温暑"二字，印定眼目，非必温为实，暑为虚也。鄙人旧论霍乱，亦推夏日脉虚之故，知其寒薄心脏，又以少阴篇厥利并作证，与霍乱虎列拉。比殆无差别，因知霍乱虎列拉。即少阴伤寒之类，少阴者心也。然时犹以大论有五苓、理中二证，头痛发热既与阴证不相似，三阴三阳，当然不相似。且热、多欲饮水，寒、多不欲饮水，吐利时亦不能有此现象，心颇疑之，亦存而不论。与少阴吐利不同，原可存而不论。顷与弟子孙世扬，详校霍乱篇文义，乃知发热、头痛、身疼，皆在吐利止以后，原注：霍乱篇第二节，疑心生暗鬼。因知五苓、理中二证，皆吐利差后之现象，方系善后，亦于急救无干。太阴病吐利腹痛，饮理中而愈者，亦本非霍乱病也。以上误说，驳详论二。会宁波老医范文虎，以书来质，其人本解读《伤寒论》，敢用四逆汤者，于此可见近世医家，愈趋愈下，其能解读《伤寒论》者，已不多见，而敢用四逆汤者，尤难屈指。揆厥退化，皆叶、薛、吴、王，为之历阶，其用药也，仅银、翘、桑、菊之属而已。今且取法西说，崇尚食养，不知虚病久养，或可望痊，实病恃养，不死何待？此为西医极少药物疗病之故。中医效尤，无怪其处方清淡，诚恐将来并银、翘、桑、菊，而亦不敢用矣。奈何奈何！尚谓今岁霍乱用姜附多不救，唯王清任解毒活血汤治之得已，因为解其治效之由，与霍乱暴注不同之故。是为论二篇，第一篇本曩岁旧作，第二、第三为今岁新作，录呈座右，未知有当于心否耶？专肃即颂兴居万福，章炳麟顿首。

书二

铁樵先生左右，得手书奖饰逾量，并惠大著二十册，深慰下怀。鄙人少时，略读医经，闻时师夏至一阴生之说，以为比附卦象，非必实事。稍长，见夏时果多虚寒脉证，而不能得其理，或以井水夏寒为喻者。其实井水四时保其常度，夏时井水，寒于空气，而非寒于三时之井水自体也，此亦不足为例证者。说得是。近数岁，乃知夏时酸素薄、血行迟，印证西说。更证以汗多阳虚之理，至理。始悟夏时心力较弱，由脉懈汗多为之，而外证之现寒象者，由心力弱为之。正论。此事说破亦易晓，徒以天资迟钝，研寻半生，始得之，亦自笑矣。就是难得说破耳。治学之道，迷惘难悟，悟则理亦平常。研寻半生，始得之，已是天资卓绝之人。若小小事理，多有互千百年而无人说破者。比比皆是，知先知，觉后知，则后生便宜不少。然能知先生用思之苦，果有几人耶？发为自笑，有由然矣。大著荟萃群言，折中自己，裨益后学，效著而功宏。套言。窃观脏腑锢病，以中医不习解剖、生理，自让西医独步。唯彼中伤寒治疗，至今浅陋，无胜人处。而吾土独《伤寒论》，辨析最详，若以《伤寒论》，为专论伤寒之书，是尚为不知《伤寒论》者。按论中多以"伤寒"二字冠首，此为习尚使然。例如《肘后方》云："贵胜雅言，总名伤寒。"《千金》引《小品方》云："伤寒，雅士之称。"《外台》引许仁则云："方家呼为伤寒。"据此足知仲景撰用"伤寒"二字，乃时习相尚，并无深意，与《素问》"热病皆伤寒之类"及《难经》"伤寒有五"之说，同而不同。叔和不知此义，误以论中条文，多冠有"伤寒"二字，竟认为专论伤寒之书，因而改题为《伤寒论》之今名，于是能知《广汤液论》之旧名者鲜矣。叔和又以《伤寒论》无关杂病，乃更撰用仲景弟子记述之《胎胪药录》，并《平脉辨证》两书，辑成《金匮》，以为仲景治杂病之方，林亿称其"上则辩伤寒,中则论杂病,下则载其方,并疗妇人。"此即叔和自谓"为《伤寒杂病论》,合十六卷"也。考仲景受术于张伯祖,伯祖为汤液经师,所受为汤液经法。伊尹《汤液》原为万病典谟,仲景固已习知矣,岂专为伤寒一病,而为之论广也耶? 即入手桂枝、麻黄、大青龙、小柴胡诸方,变化错综,已非彼土所能梦到,是以医家遇此,未尝束手。中西优劣,片言而决。复则深惜汉华元化,明陈士庆辈,其术之不易再见于今日也。惜后人争论,莫衷一是。以未识《伤寒论》之庐山真面也,余同学杨君回庵,于撰述《论语绎语》之余,已致力于《汤液经》之考证矣。日后稿成问世,如日月之于天,如河岳之于地,夫然后群言淆乱,可以折衷于圣也! 杨君治学,直追三代,复何人斯。忝与同学,亦难望其项背,唯杨君书,可以互古旦旦矣。要知贤者贵能识,大如清代诸家,解伤寒者,武断臆说,虽多不免。然如柯氏,知六经各立门户,非必以次相传,而阳明、厥阴二篇则一起即为温热,此识其大者也。尤氏知直中之寒,久亦化热,传经之热极则生阴,斯论为前人所未及,按之少阴、厥阴二篇,此类甚众,此亦识其大者也。其实从来注家,何尝知六经之所以成其为六经,《伤寒论》之所以成其为《伤寒论》也? 若夫按文责义,虽甚精审,犹多差缪。盖一人精力,不足辨此,但于大体了然,即为不世出之英矣。大著参会群言,加之判断,迥非独任私智者比。至欲条条皆有充分确当之论,恐须俟之后生。从来提倡学术者,但指示方向,使人不迷,开通道路,使人得入而已。转精转密,往往在其门下,与夫闻风私淑之人,则今时虽有未周,不足虑也。弦外之音。鄙意著书讲学,足以启诱后生,至欲与西医较胜负,不必。则言论不足以决之,莫如会聚当世医案,原注:医案者,即宋人所谓《本事方》也。有西医所不能治,而中医治之得愈者,详其证状,疏其方药,录为一编,则事实不可诬矣。即君所治白喉一案,用麻杏石甘汤而愈者,能再将当时证状详悉录写,则治效自然不刊。此类医案,在鄙人亦有之,即他医当亦有之。惜前此西医治者,其名与药剂,未得尽悉耳。今欲为此比较,但广征医家,录其治案,并征前此西医治案。证据既具,自无所逃,所谓"我欲载之空言,不如见之行事"之深切著明也。以上所述,皆正论也。尊意以为何如? 章炳麟顿首,夏历七月十四日。

太炎先生，为当代国学大师。稍知治学者，无不仰之如泰山北斗，医学乃其余绪，而深造如此，洵奇人也！章氏一生，学问、为人，两为士林所重。少之时，不应清试，不学干禄，及其长也，倡革命，伸正义，骂袁击孙，知死不避。一生事迹，堪为人表。鄙人病聭，以重听故，不敢常谒先生，最为生平憾事。然因读章氏丛书，斗觉早岁为文，下笔即摹仿桐城声调，为未闻大道，始弃去诗古文词，专治医学。自问心力有限，不敢贪多。今虽造就不深，已较前此所得为多。否则，并此区区成绩而无之，是先生之益我者深矣！拳拳服膺而弗失之，恽氏亦人杰也哉！本卷论三首，书两通，乃去年疫病流行时，所见示者。其文字之朴茂，思想之瑰奇，引证之宏通渊雅，用笔之婉曲透辟，时贤实无此种文字，古人亦无此种文字，愿我同学，宝之爱之。假使将此三篇，熟读千百遍，因而能读章氏业书中之任何一种，可以脱凡胎，换仙骨，获益无量也。朴实讲经者，为经学家；以义就文者，为文学家。章氏固一代之大文学家也。至《伤寒》霍乱篇，鄙人不敢复赘一词，因既有此三篇，比之日月之出爵火，当然不明尔。恽氏治医，发奋为雄，洵所谓"铁中铮铮"者。或谓恽氏无师，未得传授，今读此跋，余固未敢贸然置信。丁卯六月廿七日，后学恽铁樵谨志。

吾甬范文虎明经，寓居江东，以医鸣于时，能用古方，药不过三四味，治伤寒尤著盛誉。日前偶检旧箧，得范覆章氏原稿，节录于次。"大凡霍乱杂感居多，患之者，穷人多而富贵者少；伤寒霍乱则富贵者多，而穷人少，以富贵人逸居取乐，非饮食之不节，即贪凉之过度，或好房劳，往往致此。若一派多寒证，必前年异寒所致。旧年冬季，并不异寒，夏秋之交，皆酷热异常，故所患之证，多是杂感。仆以为活人之书，《伤寒》《金匮》尽之。用药得仲景之秘，孙思邈一人。若王清任，可称庸医矣。其余皆自炫己长，大言欺人，未敢尽信。总之，霍乱之病速而且急，非猛将大战，百不救一。包氏囿于一偏，吴又可、王孟英，徒多议论，毫无实验，果能治活此证耶？仆以为霍乱无真假，而有寒热。自恨赋性愚笨，少不学，苦于笔不能达，足下若并及杂感而发明之，则活人无算，医林幸甚，天下幸甚。"浙江镇海受业张亦相稼新附识。

《章太炎〈霍乱论〉评注》上卷终

金陵 　南汇　　弟子　　邓志锐敏臣　周元庆兆民　　校勘

章太炎《霍乱论》评注补遗

蜀华阳刘　复民叔甫著

男文　旻著天　参

受业　周元庆　校

九月既望,获读孙世扬辑刊章氏《猝病新论》五卷,多发前人所未发,其间霍乱遗论甚多,除于恽氏《伤寒辑义案》已见之论三首、书两通外,并为钞出评注,题曰:补遗,续刊于后。

微生菌者,远西近代所发明也,在近百余年间。旧是只言微生虫,则中土亦有之。中土知此乃远在三千年以上。按诸书言"五尸"者,"尸"即"虫"尔,道书所谓"三尸",本草所谓"三虫伏尸",原注三虫,体大易见;伏尸,体微难见,故谓之伏。并指微虫为尸可证也。原注:五疰,亦是虫病。疰,即今"蛀"字,正当作"蠹"字耳。《周礼》庶氏以嘉草攻蛊,左氏言"女阳物而晦时,淫则生内热惑蛊之疾",《金匮要略》所谓"狐惑",即左氏"惑蛊"病也,此即微生细虫,章氏知蛊为微生细虫,极是。而与微生菌尚殊,此动物、彼植物也。微生细虫,近又译为原虫、微生菌,有病人者,有不病人者,故近人又译为病细菌,简称之即细菌、原虫也。唯说射工含沙射人,沙为何物? 阴毒、阳毒。毒为何质? 则恐菌之变名。然此土言虫病者不经数事,言沙、言毒又愈少,今西人之言菌者则往往而是矣。不揣其本,而齐其末。凡诸时病,彼皆以菌为发病之因,或谓"由热致菌",非"由菌致热"。盖菌类种子随处皆有,赖湿热以滋长,是故梅雨浸淫气加溽暑,则菌类发育,偶有竹木,无不寄生。人之血本濡润物也,而空气之灌输,饮食滋味之媒孽于中者,无时或绝。但热度不盛,则菌种亦无以发荣,一旦疾行生热,则菌亦因之畅遂,何以云"由菌致热"乎? 余谓果因热致菌,诸发热者,菌当不异,何以随病而殊? 且霍乱温度降下,亦有细菌可见,则非"由热致菌"明矣。窃疑菌之应病,犹花之应节,节异故花异,病殊故菌殊。节自因于日之发敛,时病因于气之差池,非花与菌能使之然。苟谓"时病必由菌成",而中西之治伤寒者,未有杀菌抗毒之药,何以服之亦愈? 执果求因,则病非菌成可知也。若谓有菌始能传染,寻常伤风何以亦有传染者? 伤风犹可言有菌也,而欠无菌人所共晓,何以人之欠者亦相传染耶? 盖人类官骸血肉彼此相似,是以感应为易,起死之事多由兽类所引,此电气所感通也。夫病亦然,其气挥发则染及他人矣,虽种菌而成病者,其菌亦悉取之病躯,故得相传注也。菌之浮游于太空者殊尠,盖菌因病生,故菌依病躯以繁殖,不是因菌病人,故取菌必自病躯未致病于人者,别有风雨寒热晦明也,而今人反认为诱因,何哉? 唯疫疠、尸注、房帷、妬精与常病有殊者,旧说因虫,今说因菌,斯得之尔。皆妙论也,但以"旧说因虫,今说因菌"为词,尚嫌囫囵。其实《神农本草经》中所载蛊毒鬼疰皆为原虫、细菌之名,而"蛊疰"二字即为原虫、细菌专造之字。余同学杨君回菴言:"《说文》诂'皿'为饮食之用器,而'蛊'字从'虫'、从'皿',西人言传染病人饮食后,其器上积无数微生虫,他人用之即受传染。又今人言蛮荒中置传染病毒于饮食器上,以食异乡人,名'放蛊',异人食之即受传染。夫礼失求诸野,诂亡征诸谚。'放蛊'一语,其'蛊'字本义之存于俚语者乎,读此知'蛊'为微生虫专造之字也。"杨君又言:"六书合体之字皆有其义。'疰'之从'主',盖亦必有义者。《说文》'主'下云:'镫中火主也,象形,从丶、丶亦声'。据此,则'主'又从'丶',取会意兼声。而《说文》诂'丶'为'有所绝止,丶而识之'。此则言'丶'为一点,在其'绝止处'以一点识记之也。'丶'为一点,'主'字从'丶',即象镫中火一点形。而'主'下云:'镫中火主'者,盖又直以'主'作'丶'字解矣。又《说文》'金'下云:'从土,今声,左右注,象金在土中形','左右注'即'金'字左右之'丶',不曰'左右丶',而曰'左右注'者,是又直以'注'字作'丶'字解矣。'主''注'二字,均可作'点'解者。'主'从'丶','注'从'主',其义直从'丶'受,而水之注下,其滴悉成点形,故'注'字即从'水'、从'主'。又案从'主'之字,多有作'点'解者,如'住'之从'主',言人立于一定之点也;'驻'之从'主',言马立于一定之点也;'桩'从'主',言木立于一定之点也。推此以言,则'疰'之从'主',盖亦必取'点'义,而病状之象一点者,厥为病细菌。"读此知"疰"为病细菌专造之字也。○受业杨良柏谨按,"蛊""疰"余义别详师撰之《时疫解惑论》卷上总论中。

今假设言此土方亦有杀菌之用,如大论乌梅丸以治久痢,其后《肘后》《深师》等治利,用乌梅丸者凡十余方,日本医师尝取赤利菌以梅汁沃之,渐即萎死,乃知乌梅治利其效在此。然则黄连、柏皮、石榴皮等宜亦有杀菌之用，顾未及试验耳。中国古医学，重证不重菌。又《说文》"桂，百药之长。"大论桂枝、麻黄二汤及五苓散，悉以此味为主。笔坛杨文公《谈苑》记"江南后主患清暑，阁前草生，徐错令以桂屑布砖，缝中宿草尽死。"《吕氏春秋》云"桂枝之下无杂木。"盖桂枝味辛螫故也。然桂之"杀草木"自是其性，不为辛螫也。《雷公炮炙论》云："以桂为丁以钉木中，其木即死。一丁至微未必能螫大木，自其性相制耳。"原注：以上笔谈。此则桂长百药，或有杀菌之功。然必执是为言，则利专用乌梅，伤寒专用桂枝可矣。乃桂枝下咽，阳盛则毙；利初起而用乌梅，亦无殊效。用药者可专以杀菌为能耶？且病由菌成，菌未化毒宜杀菌，菌已化毒宜抗毒。乃西土治伤寒热病者仍以汗下为功，或乃以冰却热，以汤温厥，为对症治疗，绝未有直入菌巢施以消灭者，亦未有抗毒者，则验菌只以知病，而治疗乃别是一术也。我古医汤液之治病也，本不以杀细菌、原虫为能事，其功在"驱邪安正、扶正除邪"八字，前主攻、后主补也。盖百病为一客邪耳，但求邪之所在，而治之其在表者汗之，其在里者下之。利之、吐之而已，所谓驱邪安正也；若补之、益之，是为扶正除邪之治法。虽《本草》多有"杀蛊毒、鬼疰"，及雄黄"主杀精物恶鬼、百虫毒"，升麻主"解百毒，杀百精老物、殃鬼，辟瘟疫"，此外同类异名者尚多，未能备举。然汤液主旨不在兹，但行汗、吐、下、利、温中、养阴诸法，则菌可不杀而除，毒可不抗而清。病由菌来，病愈菌去，岂偶然哉？章氏力斥西法曰："验菌只以知病，而治疗乃别是一术。"洵为真知灼见之言！

伤寒、中风、温病诸名，以恶寒、恶风、恶热命之，此论其证，非论其因，是仲景所守也。历古皆然。今远西论热病，辄以细菌为本因。按《素问》言："人清净则腠理闭拒，虽有大风苛毒勿能害。"依《说文》，苛为"小草毒，为害人之草"，小草害人者非细菌云何？宋玉《风赋》以为"庶人之雌风，动沙堁，吹死灰，骇浑浊，扬腐余"，故其风中人，驱温致湿，生病造热，中唇为胗，得目为蔑。是则风非能病人，由风之挟者以病人，浑浊、腐余是即细菌，沙堁、死灰即细菌所依，风则为传播之以达人体，义至明白矣。而仲景亦不言，盖迩之不言"病起于风、寒、热"，远之又不言"病起于苛毒、腐余"，独据脉证以施治疗，依其术即投杯而卧者，何也？病因之说不必同，其为客邪则同。至理名言。仲景之法，自四逆、白通诸方急救心脏而外，大抵以汗、吐、下、利小便为主。清之则有白虎，方中知母亦能宣泄，则下法之微也。白虎属利剂，非下法。和之则有小柴胡，使上焦得通，津液得下，身濈然而汗出，则汗法之变也。"和"即"利"也，利小便也。旧以小柴胡为和解半表半里之方，其实发汗主表，攻下主里，利小便主半表半里。若以"和"字为训，宜识其义者，寡也。要之，诸法皆视病之所在，因势顺导以驱客邪于体外，使为风、寒、热之邪因去也，使为细菌之邪亦去也。若者为真因，固可弗论也。知其要者一言而终，章氏得之矣，吾无间然焉。

　　痢疡、阴阳毒、霍乱之有菌固也，然犹有疑焉。痢疡不相染，同在气交，同此饮食，一人病，余人悉无恙，虽吮痈挤脓，秽恶切身，亦无染者。一疑。问人未病痈时，菌在何许？一也。一问。阳毒、霍乱盛时，虽百方欲正之，不得逮其衰，歇三数日间，戛然遂止，此非人有灭菌之功，天有雨旸寒暖之异也。二疑。问菌之繁殖何以中止，菌之功能何以遂尽？二也。二问。菌者，草木之类，草木一岁一枯荣，一岁不荣则知其根死矣。诸阳毒、霍乱等或间一岁作，或间二岁、三岁以上作，当其疾不作之岁，即知其菌不荣，其菌不荣即知其种腐败、其根枯槁以死。三疑。问后之再作，其菌何自而生？三也。三问。夫古之哲人执事以求理，今之学者就事以求实。求理者，周匝而圆；求实者，有时而穷也。章氏据实而疑，理有可征，非涉虚者，比也尚希科学家，努力造诣以解答，此三疑问焉。

　　西医之论霍乱也，以饮食不洁、病菌入肠为其因，若非内虚，虽日食病菌亦难酿成此致命之巨患也。于寒邪则不论，贪凉露卧为外寒，饮食啖瓜为内寒。于心脏虚弱则不以为因，暑月多汗，汗为心液，汗多故心易虚弱。而谓其果也。倒因为果。自智者观之，菌非病之因也，阳虚中寒者，霍乱病菌乃得因以繁殖，即虚劳家亦然。又脚气无菌亦能为病。病固有不必因于菌者。伤寒热病以杀菌、抗毒为治者绝少，汗、下、温、清，病皆得愈。调其偏驳，使归和平，则菌不必杀而杀，毒不必抗而抗也。霍乱则中西皆有杀菌剂矣。然则伤寒热病之有菌也，特可以为病之旗表，而因不在焉。霍乱之有菌也，若可以为病因者，要是诱致病发之助缘，尤非其正因也，何以言之"菌者，草木之类耳"？人食毒菌而病，与其食毒药同，菌之于人体而为病，亦犹服药致病然也。霍乱菌之致吐下者，犹人误服吐、下之药也。然其菌只寄于肠，其病不当发于食道以外，纵令菌类繁殖至亿兆，京垓不可数尽，肠胃之水谷腐余涌泄去之可也，何遂使血中水分随之以去耶？若曰"肠胃枯渴，血中水分自趣赴之"，则夫飧泄暴下与误服巴豆而一时吐、下至数十行者，何以不殃及血中水分也？血中水分之被泄，则知心脏不能收摄血液明矣。卓识。又水分既失，全体枯燥，故使肌肉尽脱，两腓转筋，必然之势也。亦有未吐利而先转筋者，以湿淫于筋故也。寒霍乱为寒湿，热霍乱为湿热。然当其吐、下时，鬼门大开，冷汗如注，孰推而行是哉？洄水之行也，大渎决则支渠绝，势不两行。今菌只在肠，何为旁轶及于汗腺？血中水分被摄，而出以咽门、魄门为通道，当一径赴之，何缘横溢出于肌肤之外？非心虚脉懈失其节制，又何以致是乎？又失水以后，体温不得传达，驯致厥冷可也。然有吐利将作，手足先已厥冷者，是非心力衰弱为寒所薄，又何以有是耶？要之，菌在肠部而泄漏，偏于脉中惨变，见于四体，则必心弱为内因，寒邪直中为外因，故当风冷卧失覆虽小事，较之于菌则为要害矣。卓识。夫有菌而致吐、下，与服吐、下之药而应者，一也。然诸误下坏病，或为利不止，或为结胸，或为痞，或外不解而胸中窒，或身重心悸，或喘，或但津液少，其变态与病之轻重亦各异，则脏腑强弱不同之为也。凡同饮食者，其染霍乱菌当同，或染之以病以死，或但微下，或不病，非脏腑强弱不同，又何以分焉？若云是系肠胃、不系心脏者，不思心强则脉有力，肠胃虽被侵，以脉有力，故能翕聚水液于血中，不令渗漉，故微利而即起，反是即病且死。独其不病者，既无心之强弱可征，独云"肠胃厚也"可尔。辨证入微，洵妙论也。

问曰：《别录》香薷主"霍乱腹痛吐下"，《唐本草》薄荷主"霍乱宿食不消"，陶隐居云"霍乱，煮饮香薷无不差"，《千金翼》治霍乱有一味香薷方、有一味鸡苏方，《救急》疗霍乱腹痛吐利初觉不好者用香薷汤，原注：香薷、小蒜、厚朴、生姜四味。《广济》疗霍乱吐利用扁豆汤，原注：扁豆叶、香薷叶、木瓜、干姜四味。恐心脏垂绝，不应辛散发汗。《救急》香薷汤，《广济》扁豆汤，皆为有表里证设也。盖香薷之于两方，亦犹五苓散之用桂枝。五苓原治霍乱轻证，若已至心脏垂绝，当然不应辛散发汗。答曰：言腹痛则非无阻拒，言宿食则不关血脉，此非真霍乱，特以霍乱为名耳。《伤寒论》霍乱篇第一条云："呕吐而利，此名霍乱。"则凡病上吐下利者皆得名为霍乱也。霍乱有轻重，无真假。今章氏循西医以吐利之有虎列拉菌者属真霍乱，势必以无虎列拉菌之吐利为徒以霍乱为名。不知中医重证不重菌，而所谓"真霍乱"者，仅为少阴吐利寒证之重焉而已，于吐利热证之重者，如十枣汤证、大承气汤证，尚在所谓"真霍乱"范围之外也。考霍乱之为病，在神农《本草》、伊尹《汤液》固仅以"吐利"二字为名，自张仲景论广《伤寒》，陶弘景杂书朱墨，而后《本草》《伤寒》乃有"霍乱"二字发现其间。不知"霍乱"二字为岐黄病名，非汤液家言，仲景习而用之已不尽善，杜度、叔和辈沿用不绝则更失之远矣，况章氏以真假霍乱为训哉？然如《活人》所标夏月中暑霍乱，其候吐利厥冷，冷汗转筋，张洁古曰："静而得之为中暑。"张亦宋人，所谓"静而得"者为当风纳凉、裸体露卧，犹言夏月中寒也。所谓"动而得之为中暍"者不同。○受业孟金蒿谨按：暍，《说文》云"伤暑也"，《千金须知》云"热死曰暍"，洁古以暍为阳证、暑为阴证，未通古义，以是妄云。与真霍乱尽同，此仍寒霍乱，非真暑热证也，苟不目赤、舌绛、咽干、喉痛、溲溺涓滴热如沸汤，则不得妄标"夏月中暑"四字。唯腹痛、口渴为异，既厥且汗，而更以香薷散疗之，则偾矣。霍乱篇表证之治。热，多欲饮水者，五苓散主之。此为霍乱轻证。今云"既厥且汗"，盖为兼有心已垂绝，则霍乱之极重者也，而更与五苓同例之香薷散疗之，当然偾矣。愚谓"厥逆冷汗，虽腹痛，亦当责之少阴。"少阴下利，自口渴，当取四逆散加炮附子，以薤白煮散，三方寸匕与之。四逆散有柴胡，以柴胡治厥逆冷汗，是亦五十步笑百步耳。又《小品》称热毒霍乱，"毒"字不当。理中、四逆太热，宜竹叶汤。原注：竹叶、小麦、生姜、甘草、人参、炮附子、肉桂、当归、芍药、白术、橘皮，十一味。此仍以理中为本，但改干姜为生姜，而又加炮附子，则较理中反热，其要在竹叶、小麦耳。方有炮附子，则厥汗得已；有人参、芍药、当归，则腹痛自定；有竹叶、小麦，则口渴可解。此方主治与白通加猪胆汁、人尿同意，猪胆、人尿所以主烦，烦为热也。《小品》竹叶汤用竹叶、小麦亦以疗热除烦渴耳，但不应称"热毒霍乱"，此方《小品》属词未密之过。不知用此二方而取香薷散，是《活人》之缪也。原注：假令渴甚，饮新汲水自定者，吐利亦当止不止者，非服竹叶汤不治。○假令暑热霍乱渴甚者，新汲水不止，当重用石膏。若《小品》竹叶汤有附子、肉桂，在寒热霍乱分别不清时最宜慎用。

柯韵伯谓"伤寒非专于冬时"，有风雨所击，衣服不周，及入山谷固阴寒冷之地者，虽在夏时，亦有伤寒。由今观之，霍乱四逆证即少阴伤寒之类,诚不必冬时也。若据叔和《伤寒序例》,从春分以后,至秋分节前,天有暴寒,皆为时行寒疫,则反急于伤寒。章氏以霍乱为夏秋寒疫,又以寒疫为急于伤寒,皆非确论,评注详前卷。

　　刘守真以北人治伤寒喜用寒下,今北方尚然也。是以误下结胸者,南方稀见,而北方甚多,然其人肤理厚密,不易发散,非寒下亦无治疗之术。而南方自五豀以上,至于黔蜀高山深豀,多饮寒水,有以生附子数枚煮豚肉汤为饮者,原注:豚肉性寒,足以解附子之毒,然热性终在。○吾蜀固常以附子和鸡、羊、牛肉清蒸佐餐,未闻有中附子毒者,其与豚肉同煮者殊掛。云夏日服之,无霍乱病,此则病之寒热、药之温凉,南北适得其反。《五常政大论》"西北之气散而寒之,东南之气收而温之。"所谓同病异治也。故曰:气寒、气凉,治以寒凉,行水渍之;气温、气热,治以温热,强其内守,必同其气可使平也。与今南北习俗正相似。原注:余观广州炎热之域,盛夏以肉桂作茗饮,亦不以辛热为忌也。○当是汗多心弱之故,复亦常以桂汤代茶自饮,饮人无不咸宜。若非寒湿体质,切戒常饮。不热而必固执"气温、气热,治以温热"之说,则如火益热,有不焦头烂额者乎?虽《本草》亦有"疗热以热药"之例,如当归味甘温、主温疟,麻黄、白头翁味苦温、亦主温疟,羊踯躅、徐长卿、麝香、巴豆、蜈蚣味皆辛温、亦并主温疟者,其机衡固可得而言也。兹反举"疗寒以寒药"之例以明之。按太阳病不汗出而烦躁者,则于青龙汤用石膏;少阴病利不止、干呕、烦者,则于白通汤加猪胆,岂真疗寒以寒药软?无非用以"除烦"而已矣。苟无烦也,自无用之之必要。盖青龙、白通皆为温剂,温固治寒之剂也。青龙汤治太阳表寒,白通汤治少阴里寒。不得认石膏亦治表寒,又不得认猪胆亦治里寒也;更不得认石膏制麻、桂之热,又不得认猪胆制姜、附之热也。世以石膏为生津、猪胆为养阴而用者,皆臆说也。据此以求,则凡甘温、苦温、辛温之可以并主温疟,是必温疟症候有与当归、麻黄等相吻合。否则,治温疟者多矣,如防葵之辛寒,白敛之苦平,防己、女青之辛平,牡蛎、白薇之咸平,常山、芫花之苦寒,《神农本草》皆著"温疟"明文,又何贵必以温药治温疟哉?夫然后于"气温、气热,治以温热"之说,思过半矣。世人见北方气寒、南方气热,遂谓病候亦然,由此则谓"北方药宜温,南方药宜凉",此知天时而不知土宜也。又水泽低下者每多湿热,山阜高峻者每多寒燥。浙江视江苏偏南,浙东于浙西又处其南,然浙东寒病视江苏、浙西为多,此乃地形高下之异也。虽然,疹疠之来,无有恒轨,治疗之术,因病而施,若必拘于地域则滞而不通矣。皆正论也。

　　少阴病厥利交作者，以不发热，世人不复知为伤寒。民国十五年夏秋间多患霍乱，至白露霍乱已息，海宁有二村患厥利、下脓血者十余人，医师不识，但认为天行疫病，自得病至死，率不过二日。或少与附子亦有愈者，然亦不知其何病也。余谓：少阴厥利，应与四逆汤；便脓血，应与桃花汤。今厥利，而所利复多脓血，便脓血，俗多误为热毒，章氏以"厥"字认为桃花汤证，韪矣。若再以"脉微欲寐"四字为标实，则更确也。应取《肘后》二方，轻者赤石脂汤，赤石脂、干姜各二两，附子（炮）一两，此即桃花汤去粳米，加炮附子也。原注：脐下痛者，又加当归一两，芍药二两。重者白通汤，生大附子一枚，干姜（炮）、甘草（炙）各半两，葱白十四茎，此即白通汤加甘草也。一方又加犀角半两，于下脓血尤宜，但分剂宜少减耳。此白通汤加味，苦寒之犀角，犹《伤寒论》白通汤加猪胆汁、人尿也，论主"少阴病，利不止，厥逆无脉，干呕烦者。"是猪胆、人尿所主之证，仅为一"烦"字而已。《别录》称"猪胆主热渴""人溺疗温气"。然则白通加猪胆方后所云"若无胆，亦可用"者，知其清心除烦之功与人尿等也。《唐本草》又称"尿主卒血攻心"，则其化瘀之力必宏，猪胆之用殆由是耳。按犀角在《神农本草》主"除邪，不迷惑魇寐"，知与牛角䚡下闭血，羚羊角去恶血同义，则其效能亦不外"清心除烦化瘀"六字。苟血瘀而不兼心烦，则白通汤无加猪胆、人尿之必要，况犀角乎？章氏谓犀角"于下脓血尤宜，但分剂宜少减"，颇为持重。然究不若赤石脂之主肠澼脓血者为无弊也。其偶用熟附子数分而得起者，必其至轻者也。凡病直中少阴者，俗人不解，但呼为沙，医者见少阴篇厥利与便脓血有分，猝睹其合并者亦以疫命之。"沙"字不当，"疫"字更不当。师曰：若能寻余所集，思过半矣。浅者未之思也。

　　厥阴篇有用四逆汤者二，证皆大汗、大利、厥逆者也，此二条不标伤寒，恐是霍乱之类，与常病不同。《伤寒论》中以"伤寒"二字冠首者将及百条之多，此皆仲景取时习相尚之名称，以为"论广汤液"之标识，固不得以不标"伤寒"者为杂病，更不得以标有"伤寒"者为专论伤寒也。然则，凡用"伤寒"二字冠首者不一定为伤寒，而反多温热证治，其义至明。且仲景于杂病亦撰用"伤寒"二字冠诸首端，正以示别于六经经文而已，非所谓伤寒之杂病也。章氏称厥阴篇用四逆汤二证，"不标伤寒，恐是霍乱之类，与常病不同"云云，盖犹未能知夫仲景之大例也。附注《伤寒论》霍乱篇第三条于后以明之。

伤寒，此二字为仲景"论广汤液"之通用标实，非病名也。**其脉微涩者，本是霍乱，**霍乱篇第一条云"呕吐而利，此名霍乱"，霍乱脉当微涩，甚则如本篇第八条、第九条之"脉微欲绝"也。**今是伤寒，**此为病名，谓如本篇第二条之"病发热头痛身疼恶寒"也。按太阳上篇云"太阳病，或已发热，或未发热，必恶寒体痛，呕逆，脉阴阳俱紧者，名曰伤寒。"**却四五日至阴经上，**少阳篇云"伤寒三日，三阳为尽，三阴当受邪"又云"伤寒六七日，无大热，其人躁烦者，此为阳去入阴。"三、四、五、六、七诸数字不必拘泥，但候其脉证可也。**转入阴必吐利。**太阳上篇云"伤寒一日，太阳受之，脉若静者为不传，颇欲吐。"按头痛身疼为表证，呕吐而利为里证，阳主表，阴主里也，法当表里两解，此即本篇第四条所云"霍乱，头痛发热，身疼痛，热，多欲饮水者，五苓散主之。"此方以桂枝主表，四物主里，与太阳中篇五苓散主水逆条"有表里证"同义。**本呕下利者，不可治也。**本篇前五条以有表里证，故标有"霍乱"明文，后五条以有里无表，故未著"霍乱"二字，故有里无表者属三阴，属三阴者未可以霍乱名之也。此云"本呕下利者，不可治也"，绎"本"字之义，知无表证，无表证者不可治以表里两解之方，若五苓散实未足以为治矣。太阳中篇云"下利清谷不止，身疼痛者，急当救里，救里宜四逆汤。"

上条两用"伤寒"名词。前者为仲景自识之标语，后者为发热头痛之病名，各有所属，非一义也。据此，则《伤寒论》中凡用"伤寒"二字冠首者，皆为仲景论广所附之条，非伊尹旧有之经文也。然则霍乱全篇十条，七方皆未标有六经经名，知其必非汤液古经之所原有。惟此一条标有"伤寒"二字，知其为仲景手订无疑，其余九条据"问曰""答曰"可定为出于仲景弟子、杜度记述之《胎胪药录》，特王叔和撰次《伤寒》时拟为仲景遗论辑成专篇用，附于六经经文之后，然固可必其非叔和自撰之言也。

吐下为肠胃形证，过则肉消，而旧说"脾合于肉"，故《素问》只以太阴厥气上逆为霍乱，因未及探其本也。巢氏谓"霍乱有三名，一名胃反，二名霍乱，三名走哺"。"呕吐而利，此名霍乱"为《胎胪药录》论霍乱之提纲，巢氏《病源》又以"朝食暮吐、暮食朝吐"之胃反与"得食即呕、二便不通"之走哺并名霍乱者，是知"霍"字原从呕吐得名。按霍为吐声，非挥霍之谓也。《病源》知引旧说而不识其义，斯为巢氏之失。若章氏则拘泥西说，以虎列拉为真霍乱比拟少阴，虽具卓识，但以其余吐利不得名为霍乱，则又章氏之昧于古义者矣。**删繁论，则以是三者分属上、中、下三焦，**故《圣济总录》之论霍乱专以三焦为主。按三焦者，决渎之官，于津液无不统。今食道吐下，而腠理间复出大汗，此当属三焦一也。脉法云"形冷恶寒者，此三焦伤

伤寒论霍乱训解

也"。然则未吐下而先厥冷者,当属三焦二也。后人持论审于前人者,斯类近之矣。虽然,心以少阴三焦,以少阳同为枢者也。热霍乱重少阳三焦,寒霍乱重少阴心肾,故热霍乱之极者必至三焦腐败,然犹多赖甘遂、芫花以为杀敌致果之剂,与寒霍乱赖诸四逆以生者固异法而同愈也。枢不独折,必心败而后三焦从之。心以君火当阳,三焦以相火助化,未有君火不熸而相火独熄者。观夫魄汗之出,四肢之厥,惟心弱脉懈、神机不转为之因,故专推因于三焦者,犹失之疏也。巢氏云"霍乱脉大可治,微细不可治",夫脉微欲绝与脉细若无虽并曰"不可治",然治之得法,犹多生者。

古者,滞下、洞泄皆称利。唯《释名·释疾病篇》泄利,言其出漏泄而利也;下重而赤白曰腜,言属滞而难也,分别最审。仲景与成国同时,乃一切用"利"之名,则以医家不轻变古尔。大论所谓"利"者,前五篇皆指洞泄。厥阴篇则指肠澼滞下,唯少阴桃花汤证云"下利不止,便脓血",四逆散证云"泄利下重",此"利"亦为肠澼。辨认极是,前述"海宁有两村患厥利下脓血"一证,其利亦必奔迫无度、疠滞难下,与洞泄不同。厥阴篇首云"下之利不止",此"利"亦若为洞泄也。洞泄、肠澼,其候绝异,而同受"利"名。《八十一难》称泄有五,有胃泄,有脾泄,有大肠泄,有小肠泄,有大瘕泄。大肠泄色白,小肠泄便脓血、少腹痛,大瘕泄里急后重、数至圊而不能便,此皆肠澼,而与胃泄、脾泄同得"泄"名。然方固有通用者,如葛根黄芩黄连汤、三泻心汤、理中圆、赤石脂禹余粮汤,本以治洞泄也。以三泻心汤治肠澼往往得效;其肠澼奔注者,则葛根黄芩黄连汤;肠澼淹久者,则理中圆、赤石脂禹余粮汤。方既通施,故名亦不异欤?

按仲景治霍乱用四逆,《肘后》依之,《千金》更出当归四逆,皆治真霍乱也。今人或谓霍乱由印度传入,在西历一千八百二十年,《冷庐医话》谓嘉庆庚辰年后患霍乱者不绝,陈氏《医学实在易》谓庚辰、辛巳两岁闽中患此死者不少,王氏《医林改错》谓道光辛巳病吐泻转筋者数省,与彼说年岁似符。然使素无此疾,当见之愕,贻何以陈氏乍见即知为霍乱,即知用旧法四逆汤? 王与陈相隔四千里,何以亦知古称霍乱,治以姜附？且吴氏《温病条辨》成于嘉庆戊午，在庚辰前二十余年已云"霍乱长夏最多，伤人于顷刻间，治用四逆汤"，则知病本常有，庚辛二岁始传染数省耳。昔《千金》《外台》详论癞与脚气，《活人》《白云》详论阳毒温毒，知当时其病盛行，后世则言"此者渐希"。而今阳毒温毒最为猖獗，癞与脚气亦转多。则知病之盛衰亦各有时，不得以盛时为始起也。

今世所谓"干霍乱"者，寒疝之属也，原注：许仁则已有干霍乱名。走马汤、白散、备急丸治之。然《要略》云："心气不足，吐血衄血，泻心汤主之。"方下云："亦治霍乱。"此必指干霍乱言。原注：干霍乱亦有直称霍乱者，《秘要录》胡洽四神丸云：主霍乱，冷实不除。方中用干姜、附子、桂心、巴豆四物，此乃干霍乱直称霍乱也。不然，岂有吐利交作、厥逆脉微而复以大黄济之哉？干霍乱不用温下，而以大黄、黄连寒药折之，则干霍乱亦有热证，犹霍乱吐利有热毒证也。若《幽明录》称张甲患心腹胀满不得吐利死，蔡谟梦甲言"我病名干霍乱，取蜘蛛生断去脚吞之即愈。"后有干霍乱者，谟试用辄差。以乃治狐疝药移治干霍乱耳。原注：《要略》以桂枝、蜘蛛作散，治狐疝。其有手足厥冷，自脐以下痛引阴筋者，俗称"小肠气"，亦寒疝也，而病因乃在厥阴，以当归四逆加吴茱萸生姜汤治之，未有不得活者。原注：此病有甚轻者，俗以荔枝与之亦愈。若误用走马汤辈，则下利不止而死矣，而干霍乱误用当归四逆亦不可。治同一寒疝，其异乃如此。此中分别，干霍乱则痛偏胸腹，小肠气则自脐以下引及阴筋。若夫上如结胸，下引阴筋痛不可忍者，大论所谓"藏结"，本为死证。藏结，或时下利，则与干霍乱易分；其不下利者，以舌上白滑、寸脉浮、关脉小细沉紧为候，亦得与干霍乱为别。其治大体与小肠气同，而与干霍乱绝异。故大论云："不可攻也。"柯氏谓"温以四逆，尚有可生之义"，理或然欤。原注：今西医谓疝有三种：一、小肠下口闭塞作痛，粪从胃中吐出，名吐粪证；二、小肠痉挛作痛，不吐粪；三、小肠驰长，旁自鼠蹊，坠入阴囊作痛。然第三证乃《千金》所谓"肠㿗"，陈无择所谓"肠边督系不收坠入囊中者"，凡㿗皆是，狐疝之类，非寒疝属也。

公元二千年农历庚辰秋九月，校订刘师重订《伤寒论霍乱训解》。是书民国二十年出版，民国三十一年刘师重订补稿，五十年代传予<u>嵩京</u>。今重读校订，不无感慨也耶。因聊志数语以述梗概于此。受业上海卞嵩京并记。

《章太炎〈霍乱论〉评注》下卷终

镇江		杨良柏茂如	
成都	弟子	钱济众广德	校勘

童子塾，即以「人之初　性本善」与「医之始　本岐黄」两书同时并读。越五年，读书成都府中学堂，嗣又入四川存古学堂。课余之暇，从外祖岁朝庆公学医不辍。先后从川蜀名医36人，1915年9月应四川全省第一届中医考试，名列甲等第一，不以是自满，更深造，请业于蜀中大儒井研廖季平，至是，专以奇医鸣世。李师，名平，为晚清一代经学大师兼研医，学问精深渊博，世罕其俦。康有为，梁启超等皆受其帡幪。余杭章太炎亦盛称廖氏之学「确有独到之处」，并以师礼师之。刘师以廖师治经之法以治医，学业大进。刘师一生医学思想先后凡三变，盖缘故藏理日臻完善出。

黄，故其中年著述理论多宗《内经》，刘师曰「追五十两后，始跳出《内经》圈子，宗朔汉魏以上古医。」以为「阴阳五行学说实为中医之玄理空论　本非诊治之术，而神农，伊尹，仲景者为汤液派之大成也。」

媾渡家法，增证舍言立法　立法需凭症候证，不得凭空臆说。觉证候以用药，不附尧之言，汤液家法不尚推隐经络，不讲阴阳五行　出客起症候学说实为中医朴素唯物辨证最高理论境界。

1926年，刘师南来东下，先至南，继之夏口，终之武昌至沪，侨居黄浦江滨。是岁沪上民三十四年，1941年　刘师出席华东第上海中医代表会议，又先后应全国血吸虫病九人小组及上海广慈医院（今瑞金医院），徐汇医院之聘，而问中医，

刘师长子懺言　长女文仙秉承家学，皆业医，弟子有张亦相，周元庆，粟正平，梁晓生，杨茂如，朱佐才，周济士，连友松，李典，邱介夫，叶茂烘，查国科，胡慈园，刘源虎，王凯平，是阳香，卜虔京旁百五十人，近人嘉春华，张钺人，斷哲仙等书其训诂。

刘师遗作已公诸于世者有《神农古本草经三品逸文考》《考次伊尹汤液经》《时疫解惑论》《伤寒论章乱训》

素问痿论释难

刘民叔　著

素問痿論

釋難

甲戌冬中
華陽 林忠進 署耑

上海三友实业社承印

整理说明

　　此次整理，以吾师卞嵩京先生所藏，上海三友实业社承印《素问痿论释难》为底本。

　　全书目录、标题重新厘次订正；繁体字、异体字均改为通用规范汉字；原书凡出现"右方"处，均改为"上方"，以此类推。

　　原书中《厘正医学三字经》（节选）及刘师部分医案手稿，为保持书籍一贯性，未再收录，待后续出版，特此说明。

杨强

2018 年 5 月

目录

素问痿论释难

蜀华阳刘　复民叔甫著

受业峨嵋贾尚龄松浦参

受业昆明叶慧龄颖如参

受业姑苏周福煦一如参

受业上海孟金嵩友松校

素问痿论释难序

风、痹、痿、厥，奇恒之病也。奇恒者，言奇病也，谓其异于常也。《素问》分著四论，平载于第十二卷。然此四者，又每相兼病，如风痹、风痿、痹厥、痿厥之属。然则风、痹、痿、厥，可以分，可以不分；可以兼，可以不兼；分则其常，兼则其变也。虽然，经义何以必于风、痹、痿、厥，分著四论而平载之欤？盖四者为同病而异名者也，中于阳命曰风，留于阴命曰痹，绝于下命曰痿，逆于上命曰厥。风与痿近，偏于气分也；痹与厥近，偏于血分也；气出于脑，血出于心，所以四者之同，同其病机；四者之异，异其病状。智者察同，愚者察异，能识其一，则三者可以隅反。夫读万卷书，当行万里路，山海异候，五方异宜，乃能备悉其情。若足不出户，闭门著书，而谓能治异候异宜之疾，直是欺人语耳。此复所以于民国十五年十月，背岷江，过三江，而来游申江之上也。悬壶沪滨，于今七载，固是以活人者活己，而吐我固陋，且欲以医世者医医。苏浙闽粤，地卑近海，病风、痹、痿、厥者綦众。无如近代医流，避难就易，崇尚叶、薛之时派，不研圣哲之经籍，持论模棱，处方清淡，凡遇枯、挛、擘、躄、弹曳、瘫痪，诸半死者，在医家则弃而不顾，在病家则委而不治，忍心伤仁，尚更有甚于此焉者乎？复既目击，倍觉心伤，爰述大圣人之意，撰为《素问痿论释难》一卷，别辑《痿方粹编》三卷。若能细心寻绎，虽未能尽起死人，肉白骨，而见病知源，十全其九，则必为可能者矣。

民国二十二年甲戌，刘复序于上海市南京路保安坊。

◎ **痿论原文**　复按:本论载王冰次注本,第十二卷,四十四篇。兹就本论王注,增附愚校,并陈于后。

　　黄帝问曰:五藏复按:臟通作藏,古书藏字,本皆作臧,从臣,戕声。《汉书·王吉传》云:"吸新吐故,以练臧。"《艺文志》有:"客疾五藏狂颠病方"。从艸,后人所加,后又加肉作脏。《灵枢·本藏》云:"五藏者,所以藏精神、血气、魂魄者也。"用藏训五藏者之藏字,则须从肉;若以藏训所以藏精神、血气、魂魄之藏字,则勿加肉字偏旁也。按:肉篆作🜚。《正字通》云:"肉字,偏旁之文,本作肉,石经改作月,中二画连左右,与日月之月异,今俗作⺼以别之。"**使人痿,**复按:从疒,委声。疒本作𤕫,篆作𤕫。《说文》云:"倚也,人有疾病,象倚著之形,凡疒之属皆从疒。"**何也?**
王注:痿谓痿弱,无力以运动。**岐伯对曰:肺主身之皮毛,心主身之血脉,**复按:脉本作𧖅,《说文》[①]云:"𧖅血理分衺行体者,从辰从血,𧖅或从肉,𧖅,籀文。"《正字通》云:"脉,俗𧖅字。"《韵会》引毛氏云:"𧖅字从月从辰,今从永者误也。永,古咏字,反永为辰,音普拜切,辰水之邪流也,从辰取邪流义,不当从永,但相承已久,不敢废也。"**肝主身之筋膜,脾主身之肌肉,肾主身之骨髓。**王注:所主不同,痿生亦各归其所主。**故肺热叶焦,则皮毛虚弱急薄著,**复按:《一切经音义》三引字书:"著,相附著也。"《素问·三部九候论》云:"皮肤著者死。"凡病至大骨枯槁,大肉陷下,皮毛未有不虚弱急薄,相附陷下者,与《本论》第三章"肺热者,色白而毛败"同义,但此句凡八字,语意欠莹,疑有脱文。**则生痿躄也。**王注:躄谓挛躄,足不得伸以行也,肺热则肾受热气故尔。复按:躄,《广韵》躄同,《说文》云:"躄人不能行也,从止,辟声。**心气热,则下脉厥而上,上则下脉虚,虚则生脉痿,枢折挈,**复按:"枢折挈"三字成句,语意欠莹,虽下文王氏迁就为注,然固可必其有脱文也。**胫纵而不任地也。**
王注:心热盛则火独光,火独光,则内炎上。肾之脉常下行,今火盛而上炎用事,故肾脉亦随火炎烁而逆上行也。阴气厥逆,火复内燔,阴上隔阳,下不守位,心气通脉,故"生脉痿"。肾气主足,故膝腕枢纽如折去,而不相提挈,胫筋纵缓,而不能任用于地也。复按:《论语·宪问》皇疏:"胫,脚胫也,膝上曰股,膝下曰胫。"《灵枢·五色》篇云:"膝以下者胫也,当胫以下者足也。"胫次于膝,足接于胫,以次而下也。**肝气热,则胆泄口苦,筋膜干,筋膜干则筋急而挛,发为筋痿。**王注:胆约肝叶,而汁味至苦。故肝热则胆液渗泄,胆病则口苦。今胆液渗泄,故"口苦"也,

---

① **整理者注:本书引用与《说文》有小异。**

肝主筋膜，故热则"筋膜干而挛急，发为筋痿"也。《八十一难经》曰：胆在肝短叶间下。复按：《正字通》云："俗以胆为膽，非。"**脾气热，则胃干而渴，肌肉不仁，发为肉痿。**王注：脾与胃以膜相连，脾气热则胃液渗泄，故"干而且渴"也。脾主肌肉，今热薄于内，故"肌肉不仁"，而发为"肉痿"。**肾气热，则腰脊不举，骨枯而髓减，发为骨痿。**王注：腰为肾府，又肾脉上股内，贯脊属肾，故"肾气热，则腰脊不举"也。肾主骨髓，故热则"骨枯而髓减"，发则为"骨痿"。

上为《痿论》之第一章，叙述"五藏使人痿，何也"之义。

帝曰：何以得之？岐伯曰：肺者，藏之长也，为心之盖也。王注：位高而布叶于胸中，是故为"藏之长""心之盖"。**有所失亡，所求不得，则发肺鸣，鸣则肺热叶焦，**王注：志若不畅，气郁故也。肺藏气，气郁不利，故喘息有声，而"肺热叶焦"也。**故曰：五藏因**复按：三字当删。**肺热叶焦，发为痿躄，此之谓也。**王注：肺者所以行荣卫，治阴阳，故引曰"五藏因肺热"，而发为"痿躄"也。复按：以上为第二章之第一节。

悲哀太甚，则胞络绝，胞络绝则阳气内动，发则心下崩，数溲血也。王注：悲则心系急，肺布叶举，而上焦不通，荣卫不散，热气在中，故"包络绝"，而"阳气内鼓动"。发则心下崩，数溲血也。心下崩谓心包内崩，而下血也，溲谓溺也。**故《本病》曰：**复按："本病"二字，为古经论痿之篇名，疑原名非"本病"二字。**大经空虚，发为肌痹，**复按：《说文》云："痹，湿病也，从疒，畀声，"今通作痹。《集韵》："疿同，脚冷湿病也。"**传为脉痿。**王注：《本病》，古经论篇名也。大经谓大经脉也，以心崩溲血，故"大经空虚"。脉空则热内薄，卫气盛，荣气微，故发为"肌痹"也。先见肌痹，后渐脉痿，故曰："传为脉痿"也。复按：以上为第二章之第二节。

思想无穷，所愿不得，意淫于外，入房太甚，宗筋弛纵，发为筋痿，及为白淫。王注：思想所愿，为祈欲也，施写劳损，故为"筋痿"及"白淫"也。白淫，谓白物淫衍如精之状，男子因溲而下，女子阴器中绵绵而下也。**故《下经》曰：筋痿者，生于肝，使内也。**王注：《下经》，上古之经名也。使内，谓劳役阴力，费竭精气也。复按：以上为第二章之第三节。

有渐于湿，复按：湿俗作湿，《说文》云："湿幽湿也，从水，一所以覆也，覆而有土，故湿也，显省声。"徐铉曰："今人不知，以湿为湿字，湿乃水名，非此也。**以水为事，若有所留，居处相湿，肌肉濡渍，痹而不仁，发为肉痿。**王注：业惟近湿，居处泽下，皆水为事也。平者久而犹息，感之者尤甚矣，内属于脾。脾气恶湿，湿著于内，则卫气不荣，故肉为痿也。复按：《素问·藏气法时论》云："脾病者，身重，善肌肉痿，足不收行，善瘛，脚下痛。"**故《下经》曰：**

肉痿者,得之湿地也。王注:《阴阳应象大论》曰:地之湿气,感则害皮肉筋脉,此之谓害肉也。复按:以上为第二章之第四节。

有所远行劳倦,逢大热而渴,渴则阳气内伐,内伐则热舍于肾。肾者水藏也,今水不胜火,则骨枯而髓虚,故足不任身,发为骨痿。王注:阳气内伐,谓伐腹中之阴气也。水不胜火,以热舍于肾中也。故《下经》曰:骨痿者,生于大热也。王注:肾性恶燥,热反居中,热薄骨干,故骨痿无力也。复按:以上为第二章之第五节。

上为痿论之第二章,叙述"何以得之"之义。

帝曰:何以别之?岐伯曰:肺热者,色白而毛败;心热者,色赤而络脉溢;肝热者,色苍而爪枯;脾热者,色黄而肉蠕动;肾热者,色黑而齿槁。王注:各求藏色及所主养而命之,则其应也。

上为《痿论》之第三章,叙述"何以别之"之义。

帝曰:如夫子言可矣。论言治痿者,独取阳明,何也?复按:论言,为上古经论之言。帝举"治痿者,独取阳明"为问,则其为义,远出上古,至可宝也。岐伯曰:阳明者,五藏六府之海,王注:阳明,胃脉也,胃为水谷之海也。主闰宗筋。复按:闰当作润,《广雅·释诂》云:"润,益也。"《说文》云:"益,饶也。"此言主闰宗筋者,谓水谷之精,阳明之气也,主益助宗筋,宗筋得其助益,乃富饶也,必其富饶,乃有为也。宗筋主束骨,而利机关也。王注:宗筋谓阴毛中,横骨上下之竖筋也,上络胸腹,下贯髋尻,又经于背腹,上头项,故云"宗筋主束骨而利机关也"。然腰者,身之大关节,所以司屈伸,故曰机关。复按:《说文》云:"束,缚也。"与束不同。《说文》云:"束,木芒也。"今本宗筋主束骨,作束骨,误也。冲脉者,经脉之海也,王注:《灵枢经》曰:冲脉者,十二经之海。主渗灌谿谷,复按:《素问·气穴论》云:"肉之大会为谷,肉之小会为谿。肉分之间,谿谷之会,以行荣卫,以会大气。"与阳明合于宗筋。王注:寻此则横骨上下,齐两傍竖筋,正宗筋也,冲脉循腹,挟齐傍,各同身寸之五分而上,阳明脉亦挟齐傍,各同身寸之一寸五分而上,宗筋脉于中,故云"与阳明合于宗筋"也,以为十二经海,故"主渗灌谿谷"也。阴阳总宗筋之会,会于气街,复按:气街为足阳明经穴,一名气冲。而阳明为之长,皆属于带脉,而络于督脉。王注:宗筋脉会,会于横骨之中,从上而下,故云"阴阳总宗筋之会"也。宗筋挟齐下,合于横骨,阳明辅其外,冲脉居其中,故云"会于气街",而阳明为之长也。气街则阴髦两旁，脉动处也。带脉者起于季胁，回身一周，而络于督脉也。督脉者，起于关元，上下循腹，故云："皆属于带脉，而络于督脉也"。督脉、任脉、冲脉三脉者，同起而异行，故经文或参差而引之。故阳明虚，则宗筋纵，带脉不引，故足痿不用也。王注：阳明之脉，从缺盆，下乳内廉，下挟齐，至气街中。其支别者，起胃下口，循腹里，下至气街中而合，以下髀，抵伏兔，下入膝膑中，下循胻外廉，下足跗，入中指内间。其支别者，下膝三寸而别，以下入中指外。故"阳明虚则宗筋纵缓，带脉不引"，而足痿弱，不可用也，引谓牵引。帝曰：治之奈何？岐伯曰：各补其荣，复按：荣当作荥，《灵枢·九针十二原》篇云："所出为井，所溜为荥，所注为腧，所行为经，所入为合。"而通其俞，复按：俞当作腧，式朱切，读如输，《说文》云："委，输也，"此云通俞，谓通经脉之腧也。经义以经脉之大支处名俞，或读俞为伤遇切者非是。考俞为兪之俗字，俞字从巜，巜古浍字，田间小沟也。古文𡿨为畎，巜为浍，巛为川，皆象水流形，流水输物，故兪字从巜。调其虚实，和其顺逆，筋脉骨肉，各以其时受月，复按：余同学杨君回庵言："月为卩之讹。卩，节也，即节制也，盖月之篆为☐，卩之篆为☐，二篆形近，故传钞易讹，所谓"各以其时受卩"者，言各以其时受制也。"回庵此说，正与润宗筋、束骨、利机关之义相符合，洵足正古今注家望文生训之误也。则病已矣。王注：时受月，谓受气时月也，如肝王甲乙，心王丙丁，脾王戊己，肺王庚辛，肾王壬癸，皆王气法也。时受月，则正谓五常受气月也。帝曰：善。

上为《痿论》之第四章，总述痿躄之治法也。

◎ 引申六论

综读全论，凡原因、病形、治法，靡不具备。又痿躄之散见于《灵》《素》两经者，尚复不少。集而研之，义理至为丰富。惜古今注家，莫之探索，复不揣谫陋，勉释其难，谨将应先为引申者，揭发于下。

按"痿"字从"疒"，委声，虽曰假借字，然亦有义存焉，《诗》云："委蛇委蛇。"《尔雅·释训》孙注："委委行之貌。"故《释文》引韩诗作"逶迤"，"委"加"辶"为"逶"。"辶"之篆为"☐"，《六书正讹》云："从彳从止，会意，隶作辶。"《春秋·公羊传》云："辵阶而走。"然则"逶"而从"辶"，其具行步之义也明矣。《礼记·檀弓释文》云："委本作痿。"《后汉·马援传》，"萎"又作"腰"，注云："腰，软弱也。"古谚有之曰："痿人不忘起。"是则痿人，非但不能逶迤，抑且为之痿弱而不能起矣。《灵枢·邪气藏府病形》篇云："风痿，四支不用。"《素问·阴阳别论》云："偏枯痿易，四支不举。"《灵枢·杂病》篇云："痿厥为四末束悗。"据此则痿具"枯萎"之义也，在草曰萎，在人曰痿，各有所属而已。《素问·气交变大论》云："岁土太过，雨湿流行，甚则肌肉萎，足痿不收行，四支不举。"据此则萎、痿同义，互为通用之字也。四引《灵》《素》，皆以痿主四肢，固知痿非足疾之专名，凡四肢枯痿，软弱不举者，皆可名为痿病也。若于"痿"下，连一"躄"字，则又专以足疾为训矣。

本论创始，黄帝首以"五藏使人痿"为问，是痿分五藏，为义至古。而五痿命名，显必具有同等意义者也，故于心则以"心主身之血脉"，而命名"脉痿"；于肝则以"肝主身之筋膜"，而命名"筋痿"；于脾则以"脾主身之肌肉"，而命名"肉痿"；于肾则以"肾主身之骨髓"，而命名"骨痿"；惟于肺脏，但曰"肺热叶焦，则皮毛虚弱急薄著"，则生"痿躄"也。揆以"肺主皮毛"之义，则此肺脏所生之痿躄，理当命名"皮痿"，其不曰皮痿，而曰痿躄者，良以肺病所致之痿，位冠四痿之首，故总其名曰"痿躄"。而于心、肝、脾、肾四藏所致之痿，则但指其所主者，而名之为脉痿、筋痿、肉痿、骨痿也。核其实，乃五痿之"痿"字下，皆当有"躄"字也。不然，独以肺所致者，名为痿躄，而与四痿异趣，不将失其同等命名之旨耶？盖"痿躄"二字，为五藏使人痿之总名，非为"肺病皮痿"之专名也。

《汉书·哀帝纪赞》，集注引如淳云："病两足不能相过曰痿。"是则凡两足不能相过之病，固可以"痿"之一字名之矣，乃经义又必于"痿"下，连一"躄"字，何也？《灵枢·经脉》篇云："虚则痿躄，坐不能起。"《素问·疏五过论》云："皮焦筋屈，痿躄为挛。"按《史记正义》云："躄，跛也。"《释文》云："躄，两足不能行也。"于此足征"痿躄"二字之义矣，盖痿躄连文，则此痿必不同于张口短气之肺痿唾沫，不能御女之阴痿不举，而为两足不能行步之痿躄，故"痿"亦书作"跛"，如《神农本草》附子主治下所云之"寒湿跛躄"是也。"躄"亦书作"蹢"，如《礼·王制》所云之喑、聋、跛、躄是也。书"痿躄"为"跛躄",则专属足疾之义,益自昭然。然则《本论》第一章之"胫纵而不任地",第二章之"足不任身",第四章之"足痿不用",皆为痿躄注脚,而"痿躄"二字之确为五痿总名,其义愈益彰彰矣。

考经义"痿躄"二字连文,与所谓风痿、痿痹、痿厥诸复名者不同。盖风也、痹也、厥也之与痿也,乃别为一病,经义不过连举两种病名,合而言之耳。所以然者,或以并病论治,或以比类相及,固不似"痿躄"二字之仅属一病者也。若《说文》训痿为痹疾,《汉书》小颜注痿亦痹病,是痹与痿二而一也,不亦溷乎?征之《素问》第十二卷,痹论、痿论并存,又《本论》第二章第二节云:"发为肌痹,传为脉痿。"其第四节云:"痹而不仁,发为肉痿。"可知痿之与痹原为二病,不过有相续之并病之义而已。《说文》又云:"痹,湿病也。"则训痿为痹疾,是其以痿亦湿病之意,至为显著。后《正韵》宗之,径直指为湿病,韪矣。夫《说文》为裒集古义之载籍,则痿属湿病,古义然也。

《素问·通评虚实论》云:"邪气盛则实,精气夺则虚。"此于诸病诊候,统用虚实二字,以归纳之者也。《灵枢·根结》篇云:"太阳为开,开折则肉节渎,而暴病起矣,故暴病者,取之太阳。阳明为阖,阖折则气无所止息,而痿疾起矣,故痿疾者,取之阳明。"夫于太阳而统曰"暴病",于阳明则仅言"痿疾"。所谓暴病,乃泛言诸病者也。暴病为始,受之邪实;痿疾为末,传之正虚。《灵枢·经脉》篇云:"虚则痿躄。"固知诸凡百病,皆有末传为痿躄之可能者。《素问·生气通天论》云:"湿热不攘,大筋緛短,小筋弛长。緛短为拘,弛长为痿。"此所谓湿热者,不过暴起之病耳,久而不攘,乃至拘挛痿躄,病由久患湿热,以至痿躄,谓非末传乎?此为外感六淫末传为痿躄之例证也。又《疏五过论》云:"始富后贫,虽不伤邪,皮焦筋屈,痿躄为挛。"按此以富时,养尊处优,及其贫困无以自给,渐至皮焦筋屈,痿躄为挛,病由久贫失养,以至痿躄,谓非末传乎?此为内伤七情末传为痿躄之例证也。

痿躄为五痿之总名,足不任地,为五痿之同证。既同为不能行步,则痿躄有五,更将何以为别耶? 故辨证者,须于色应求之,如肺病皮痿,则色白而毛败应之;心病脉痿,则色赤而络脉溢应之;肝病筋痿,则色苍而爪枯应之;脾病肉痿,则色黄而肉蠕动应之;肾病骨痿,则色黑而齿槁应之。此不过就已成痿躄之色应求之耳。征之古义,凡六淫七情,病变百端,莫不归纳于五藏,则此五藏所致之痿躄,谓非百病之末传乎? 既百病末传,皆足以致痿躄,则辨别五痿者,于色应之外,要不可忽其始因,更不可略其经过也。如皮痿之始因,为有所失亡,则发肺鸣,为其经过也;脉痿之始因,为悲哀太甚,则心下崩、数溲血,为其经过也;筋痿之始因,为入房太甚,则筋急而挛,为其经过也;肉痿之始因,为以水为事,则肌肉不仁,为其经过也;骨痿之始因,为远行劳倦,则腰脊不举,为其经过也。综上观之,可知五痿之辨别,必于共同主证之两足不用外,尤须诊候其始因、经过,并及最后之色应矣。否则,何以知痿躄之有五也?

上列引申六论,由第一论探索,则知四肢不举,总名痿疾,不仅限于足痿不用也。由第二论探索,则知经义原有皮痿、脉痿、筋痿、肉痿、骨痿之五名,其命名实具有同等意义者。由第三论探索,则知"痿躄"二字,确为"五藏使人痿"之总名。由第四论探索,则知痿躄连文,仅属一种病名,与风痿、痿痹、痿厥等之为复名者不同。由第五论探索,则知诸凡百病,皆有末传为痿躄之可能者。由第六论探索,则知五痿分别,不在两足不用,而在始因、经过,以及最后色应之诊候。然则五痿各自为病,其义甚明,奈何本论更以五藏因肺热叶焦,发为痿躄,垂训千古,后世注家,毫不辨及,岂非一大隔膜耶? 兹将《疑义》六则,胪举于次。

◎ 疑义 六则

《本论》云:"肺热叶焦,则皮毛虚弱急薄著,则生痿躄也。"按肺热所生之痿躄,即所谓"皮痿"也。是则肺热叶焦,为皮痿之主因。皮毛虚弱急薄著,为皮痿之外证。其与《本论》第二章第一节,所引之"故曰:

五藏因肺热叶焦,发为痿躄。"两相互校,其义正同。然何以前条与心气热生脉痿、肝气热生筋痿、脾气热生肉痿、肾气热生骨痿,相次骈列?则是肺气热生皮痿,正五痿骈列之一痿也。何以后条于"肺热叶焦"上,更加"五藏因"三字?其意若曰"五藏所致之痿躄,皆生于肺热叶焦",此其可疑者一也。

《本论》云:"五藏使人痿。"则是五痿者,自有五藏各为其因也,何得又曰:"五藏因肺热叶焦,发为痿躄?"夫肺热叶焦,发为痿躄可也,五藏除肺脏外,其余心、肝、脾、肾四脏,所发之痿躄,亦皆由于肺热叶焦乎?果尔,则五藏使人之痿,皆肺所使之然也,何与于心、肝、脾、肾乎?更何与于脉、筋、肉、骨乎?直肺为皮痿而已矣。抑因当读如"若"字,谓心、肝、脾、肾四藏热焦,有若肺热叶焦,发为痿躄乎?然又其如文理不属何,此其可疑者二也。

《本论》于五藏所主,平等叙述,固无所谓轩轾也。其云:"肺主身之皮毛,心主身之血脉,肝主身之筋膜,脾主身之肌肉,肾主身之骨髓",则是五藏所主,各有辖区,不相假借者也。若必以"五藏因肺热叶焦,发为痿躄"为定而不移之论,则肺热叶焦者,不必发皮痿,而反可别发为脉痿、筋痿、肉痿、骨痿乎?此其可疑者三也。

《本论》于五藏所致之痿躄,皆分引古经成语,以作征信。其于脉痿,则引:"《本病》曰:大经空虚,发为肌痹,传为脉痿。"其于筋痿,则引:"《下经》曰:筋痿者,生于肝,使内也。"其于肉痿,亦引:"《下经》曰:肉痿者,得之湿地也。"其于骨痿,亦引:"《下经》曰:骨痿者,生于大热也。"由此观之,心、肝、脾、肾四脏所致之脉、筋、肉、骨四痿,其病因竟无一相同者,何以独于肺脏所致之皮痿,但书:"故曰:五藏因肺热叶焦,发为痿躄,此之谓也"?而不明书古经之名,则此所征引者,是否古经原文,尚属疑问。其"此之谓也"一句,尤与脉、筋、肉、骨四痿,引征异例,况以不同病因之四痿,胥隶于"肺热叶焦"乎?此其可疑者四也。

《本论》于"肺热叶焦",既两出其文,宜其文同义亦同矣,何以前文不过仅为肺气热生皮痿之因,而后文则突加"五藏因"三字,遂一变而为五藏发痿之总因？前后抵触，经义绝不出此。况五藏因肺热叶焦之所谓五藏者，明是肺、心、肝、脾、肾也，肺热叶焦之肺，亦即此肺、心、肝、脾、肾之肺也。然则单就"五藏使人痿"之肺脏为说，则此句当读为"肺因肺热叶焦，发为痿躄"也，宁非语病哉？此其可疑者五也。

《本论》既以"肺热叶焦"为五藏发痿之总因矣。王氏次注，深疑其非，虽亦回护其说，然不避抵触，竟于第一章肺发皮痿注云："肺热，则肾受热气故尔。"于心发脉痿注云："心热盛，则火独光，火独光，则内炎上，肾之脉，常下行，今火盛而上炎用事，故肾脉亦随火炎烁而逆上行也，阴气厥逆，火复内燔，阴上隔阳，下不守位，心气通脉，故生脉痿。"于肾发骨痿注云："肾主骨髓，故热则骨枯而髓减，发则为骨痿。"综上三注之意，似以肺发皮痿，心发脉痿，亦皆关于肾者。王注又云："肾气主足，故膝腕枢纽如折去，而不相挈①，胫筋纵缓，而不能任用于地也。"绎此则更似以五藏因肾气主足，发为痿躄者。《难经·十四难》云："五损损于骨，骨痿不能起于床。"《金匮要略》云："咸则伤骨，骨伤则痿，名曰枯。"夫肾主身之骨髓，王氏殆固执斯说，而发为肾主五痿之说欤？《本论》主五痿因于肺热叶焦，王注主五痿因于肾气主足，两相权衡，其误惟均，固知"五藏因"三字，决非《本论》原文所必有，疑为无识浅人所加入，而当付诸删例者矣！此其可疑者六也。

就以上疑义六则观之，必将"五藏因"三字，毅然删除，前后旨意，于焉贯通。盖原文论痿，可分四章。第一章叙述帝问"五藏使人痿，何也"之义，第二章叙述帝问"何以得之"之义，第三章叙述帝问"何以别之"之义，第四章叙述痿躄之治法。今试绎前三章之文理，皆为平叙五痿者，何得于第二章平叙五节之第一节中，不顾文理如何，横插"五痿总因"一句？即云"肺者藏之长也，为心之盖也，有所失亡，所求不得，则发肺鸣，鸣则肺热叶焦"，亦不过述肺藏使人痿之所由得耳，与后文平叙心、肝、脾、肾四痿之所由得者，同一文理。至于下文接入"故曰：肺热

---

① 整理者注：通行版本为"而不相提挈"。

叶焦,发为痿躄"三句,亦不过引用古经成语,以为结证而已。与后心、肝、脾、肾四痿,所引证之"故《本病》曰""故《下经》曰"等,文理正同,其不得以第一节,特殊于后之平叙四节也明矣。固知"五藏因"三字,必为浅人所增无疑。揆厥增入"五藏因"三字之意,得毋以肺位高踞上焦,而为藏长、心盖之故耶?若然,则位居最高者,莫如至尊之脑,而鬲肓之上,父母并重者,则尚有神明君主之心在也。抑以肺为叶体,而主相传治节之故耶?若然,则体形如叶者,更有两叶之肝;而主束骨利关节者,则尚有受气于阳明之宗筋在也,其不得以"肺者,藏之长也,为心之盖也",作为"五藏因肺热叶焦,发为痿躄"之确据也明矣。不然,《金匮》所载之肺痿证治,不将成为五痿之总因哉?考《金匮要略》云:"寸口脉数,其人嗽,口中反有浊唾涎沫者何?师曰:为肺痿之病。"此正《素问·至真要大论》所谓"诸痿喘呕,皆属于上"之痿也。据此则肺热叶焦,明明肺痿也,何以凡病肺痿者,两足不躄?则以病有始受、末传之不同,末传至躄,始受未必躄也。且肺热叶焦,为肺病皮痿所独有,非其余四痿所同具。虽间有并病时,然究非凡病痿躄者之必肺痿也。所以"肺热叶焦"四字,不得为五痿之总因,而五痿得名,则皆缘于足痿不用之故。足痿不用,既为五痿之同证,则致此五痿之同证者,必另有一总枢在。于此足知苟不另有总枢,为其总因,奚能有不同病因之同证?此为复所深堪自信者。且治痿独取阳明,不能舍阳明而分治五藏,于此更足知痿虽有五,因必为一,但绝非无识浅人所主之"五痿皆因于肺热叶焦也",亦绝非王氏次注所主之"五痿皆因于肾气主足也",然其能知五痿必具有共同发痿之总枢,为其总因,则又为难能可贵者矣。复也至愚,谨就管窥所及,撰具《释难》于后。

◎ 释难

夫五痿之名,何以不曰肺痿、心痿、肝痿、脾痿、肾痿,而必曰皮痿、脉痿、筋痿、肉痿、骨痿者，何也？或以久病痿躄者，五藏并无所伤。不然，则《灵枢·本神》篇所谓："五藏主藏精者也，不可伤，伤则失守而阴虚，阴虚则无气，无气则死矣。"试观病五痿者，轻犹数月，重必逾年，鲜有颠覆其生命者，固知五脏并无所伤，而痿之不得以肺、心、肝、脾、肾名之者此也。或以皮、脉、筋、肉、骨为五脏之外合，久病痿躄者，脏真不能输精于其所合，故痿躄必以皮、脉、筋、肉、骨名之者此也。核其实，则斯两说者，皆非是也。既肺、心、肝、脾、肾，外合于皮、脉、筋、肉、骨，则以外合者名痿可也。即以五脏名痿，亦无不可也。病痿躄者，五脏并未失职，外合亦自向荣，所患者，不过两足软弱无力，不能任地而已。尝诊病痿躄者，眠食自若也，呼吸自若也，言语自若也，营卫之运行自若也，肌肤之充泽自若也，身半以上之随意行动，亦自若也，是岂五脏所致之痿躄哉，是岂五脏所合者所致之痿躄哉？瞑目静思，盖于肺、心、肝、脾、肾五脏，及其所合之皮、脉、筋、肉、骨外，必另有一总枢，确能致痿躄者在也。考《灵枢·九针十二原》篇云："节之交，三百六十五会，所言节者，神气之所游行出入也，非皮、肉、筋、骨也。"所谓神气游行出入于三百六十五会，必自有其游行出入之道路，其道路既非皮、肉、筋、骨。而皮、肉、筋、骨，必为此游行出入之神气所主宰，更可不言而喻。所以肺为皮痿，心为脉痿，肝为筋痿，脾为肉痿，肾为骨痿，乃直探致痿之始病，而非成痿之末传也。末传者，肺、心、肝、脾、肾所主之皮、脉、筋、肉、骨，因于病久，精华耗竭，不复煦濡此神气游行出入之道路，所以病至末传，则无所复传，即《素问·六微旨大论》"出入废，则神机化灭。"神机化灭者，即《五常政大论》"神去则机息"之谓也。固知病痿躄者，乃两足不复为此游行出入之神气所主宰，即局部之神机化灭耳。致痿有五，肺、心、肝、脾、肾也；成痿则一，神气不能游行出入也。经义不以此名痿，而必析而为五者，以其为五脏久病之末传，并有五脏之证可候也。夫神气藏于心，而出游于神庭。神庭即囟，囟即脑也，脑配君主，谓主脑也。《素问·灵兰秘典论》云："心者，君主之官也，神明出焉。"《脉要精微论》云："头者，精明之府，头倾视深，精神将夺矣。"身中为心，心曰神明，即

《灵枢·营卫生会》篇所谓"血者,神气也。"头中为脑,脑曰精明,即《灵枢·经脉》篇所谓"精成而脑髓生"也。心主血脉,脑主神机,神机即神经也,神经血脉,并行不悖,凡有血脉之处,即有神经,苟无神经之处,即无血脉,故心脑相贯,始能神其变化之妙用,此古义也。《灵枢·周痹》篇:"黄帝曰:愿闻周痹何如? 岐伯对曰:周痹者,在于血脉之中,随脉以上,随脉以下,不能左右,各当其所。帝曰:刺之奈何? 岐伯对曰:痛从上下者,先刺其下以遏之,后刺其上以脱之;痛从下上者,先刺其上以遏之,后刺其下以脱之。帝曰:此痛安生,何因而有名? 岐伯对曰:风、寒、湿气客于外,分肉之间,迫切而为沫,沫得寒则聚,聚则排分肉而分裂,分裂则痛,痛则神归之,神归之则热,热则痛解,痛解则厥,厥则他痹发,发则如是。"循此钻研,则知周痹在于血脉之中者,有沫寒聚,排分肉而分裂,以致神气不能游行出入于其间,所以必赖神经输热,归于痹所,以解其痛,非所谓"血脉神经,互为妙用者"耶? 考囟之篆为"⊗",《说文》云:"头会脑盖也,象形。"故"脑"字从"囟","囟"加"心"为"思",《后书》作"思"。《说文》云:"囟顶门骨空,自囟至心,如丝相贯不绝。"盖心为阳,脑为阴,阴为水,阳为火。《素问·解精微论》云:"火之精为神,水之精为志,"心藏神,肾藏志,肾主身之骨髓,脑为髓之总海,故志虽藏于肾,而志之用,则在于脑。"志"与"誌"通,谓誌而不忘也,必心神忆之,始能发其所誌之迹象,故曰:谋于心,主于脑。心脑相贯,其用为思,苟不相贯,则神志不清,谓神昏而誌亦不明也。心主血,脑主气,《素问·八正神明论》云:"血气者,人之神,不可不谨养",此其义也。心以应日,脑以应月,日如弹丸,月似镜体,镜体无光,必借日光,以为明也。脑既如月,不借心阳,则精明者,无以精其明。神气舍心,上不贯脑,则神经者,无以神其经。固知神经之为经,即神机所主之神气游行出入之道路也。《素问·方盛衰论》云:"出入有行,以转神明。"所以皮、肉、筋、骨,莫不受此心脑相贯之神气所主宰,所谓"主明则下安,主不明则十二官危,使道闭塞而不通,形乃大伤"是也。征之西说,神经之于人身也,萦网至密,无处弗达,知觉、运动,咸利赖之。其自体肤而集于脑海者,则司知觉。其自脑海，而遍布全身者，则司运动。《灵枢·海论》云："脑为髓之海""髓海有余，则轻劲多力自度"。轻劲多力，即脑主运动之谓；自度即脑主知觉之谓。《黄庭经》云："泥丸百节皆有神"。泥丸者，囟也；百节者，即节之交，三百六十五会也。神者即神经所主游行出入之神也，一节无神，则一节不灵，或失其知觉，或废其运动。运动者，力之所主也，内而气血营卫之运，外而身首四肢之动，莫不赖此运动神经所发之力。病痿躄者，心欲动而足不随之，岂非司足部运动之神经，失其贯注之力也耶？《灵枢·邪气藏府病形》篇云："风痿四支不用，心慧然若无病"，岂非显示诸痿为病，仅病司运动之神经，而知觉神经，则仍慧然无病也耶？若由麻木不仁，而痛痒难感，由语言塞涩，而精神恍惚，乃为知觉神经，渐失职守之征候。《素问·六节藏象论》云："心者，生之本，神之变也，其华在面，其充在血脉，为阳中之太阳。"固知阳中之太阳者，即纯阳之谓也。生之本，神之变者，即纯阳之用也。百节有神，即百节有阳，一节无神，即一节无阳，无阳之处，即阴邪窃据之所在。《灵枢·根结》篇云："痿疾者，真气稽留，邪气居之也。"所谓真气稽留者，正运动神经，失其纯阳之用也；所谓邪气居之者，正无阳之处，阴邪窃据也。《素问·五运行大论》"寒暑六入，以暑统风、火属阳，寒统燥、湿属阴。"则此窃据之阴邪，当为寒湿之属。《灵枢·九宫八风》篇云："犯其雨湿之地，则为痿。"《素问·生气通天论》云："秋伤于湿，上逆而咳，发为痿厥。"《阴阳应象大论》云："地之湿气，感则害皮肉筋脉。"是寒湿为致五痿之主因，莹然无疑！须知寒湿末传，固易痿躄，即燥热久病，末传至痿，亦必为寒湿所窃据。乃《本论》以肺气热生皮痿，心气热生脉痿，肝气热生筋痿，脾气热生肉痿，肾气热生骨痿，五痿病原，莫不属热。此"热"字当作《素问·热论篇》之"热"字解，即"人之伤于寒也，则为病热，热虽甚不死"之"热"也。治之之法，则《生气通天论》云："体若燔炭，汗出而散"是也。乃有不明经义者竟云："痿症总属热，而皆关于肺，后人治痿，而用燥热之药皆误"。一若五痿病原，尽属火热，孰知热即伤寒，伤寒即百病所始之总名，果能循此例以研经，则所获必多。非然者，请试检《本论》，既以肝气热生筋痿,脾气热生肉痿矣。乃复举意淫太过,入房太甚,为筋痿之所因;居处相湿,肌肉濡渍,为肉痿之所本。是岂经义之自矛自盾哉?盖五痿之病原不一,有因六淫末传者,有因七情末传者,有因肥贵高梁,及房室劳倦之末传者。凡此种种,《灵》《素》两经,皆有明文。况"始传热中,末传寒中",为久病定而不移之大例。不然,病热者多矣,其能传为痿躄者,果有几人? 即火热太甚,亦难即成痿躄。况火热为病,治之以寒,即转清凉,岂有热退身凉,而反成经年累月之痿躄者乎? 若已成五痿者,再以清凉为治,其不碍阳明运化之机,以致生气日促者,未之有也。所以《本论》治痿"独取阳明"。《素问·阳明脉解》篇云:"阳明者,胃脉也。"《五藏别论》云:"胃者,水谷之海也。"《灵枢·平人绝谷》篇云:"神者,水谷之精气也。"所以阳而能明,则神气之游行出入,乃能致其妙用。若阳而不明,即为阖折,以阳明为阖故也。阖折则气无所止息,无所止息,则宗筋失其润,骨节失其束,机关失其利,四末之神机,势必化灭。虽运动神经之迹仍存,而神气之所游行出入者,以不得阳明之导,无由贯达于下,于是乎而痿躄成矣。然则所谓"阳明"者,正"阳盛乃明"者也。阳不盛则不明,阳何以不盛,以有寒湿窃据故也。《素问·气交变大论》云:"足痿清厥。"以复临病诊候,凡既成痿躄,未有不肌凉肤冷者。所以治之大法,首以大辛大温之品,驱除寒湿,奠安阳明,为当务之急。故《神农本草》于大辛大温之附子条下,大书其主治为:"寒湿踒躄,拘挛膝痛,不能行步。"是痿躄之主因为寒湿,痿躄之部位在膝,痿躄之前证为膝痛,痿躄之兼证为拘挛,痿躄之主证为不能行步。缘初病而痛者为痹,久病不痛者为痿;不可屈伸者为痹,不能行步者为痿。附子主治,固不囿于初病、久病,亦不限于为痿、为痹,要着眼于"寒湿"二字而已。况久病末传,神机化灭之痿躄,舍用此大辛大温之附子,更将何药可能肩此重任哉? 又《神农本草》三百六十五品中,其主治下,列有治"痿躄"之明文者,仅有附子、五加皮、紫菀、虎掌、牛膝等五品。而此五品中,除附子、五加皮为辛温外,余如紫菀、虎掌、牛膝,则皆为苦温品味。此无他,火热成痿,百难一遇,故《神农本草》,无寒药主治痿躄之明文,于此足知治痿躄之绝不容有阴凝寒凉之药参杂其间也！仲景《伤寒论》太阳下篇云："经脉动惕者，久而成痿。"曰动惕，明其为阳虚也；曰久成，明其为末传也。复治痿疾，即由此训悟入，选用甘草干姜汤、芍药甘草汤、四逆汤，再随五痿证候，加药辅治，所谓"各补其荣，而通其俞，调其虚实，和其顺逆"是也。久服无间，功绩殊懋。盖辛甘温剂，正所以独治阳明者也。阳明为水谷之海，阳明得治，则水谷之气，慓悍以刚，精气之滋，蓄极自大。果能有此至刚至大之阳明，更挟渗灌谿谷之冲脉，以合于宗筋。冲脉主血为阴，阳明主气为阳，阴阳总宗筋之会，会于气街。血以气为帅，阴以阳为长。《素问·生气通天论》云："阳气者，精则养神，柔则养筋。"使柔则养筋，则宗筋得润而不纵，带脉能引，督脉能络，而骨节可复其束，机关可复其利矣。使精则养神，则足部已废之神机，赖此以复其游行出入之常，于是乎而运动神经所发之力，得以贯注于筋脉骨肉矣。诚若是也，则肺因之而皮痿愈，心因之而脉痿愈，肝因之而筋痿愈，脾因之而肉痿愈，肾因之而骨痿愈。所谓"筋、脉、骨、肉，各以其时受卩"者，即受此至大至刚之阳明所节制。《素问·玉机真藏论》云："五藏者，皆禀气于胃，胃者五藏之本"是也。尝怪昔贤注经，不求甚解，以致金元而降，尽以痿属五脏虚热，金奉滋阴降火，为不易之宗法，倡用补阴、虎潜、金刚、地黄等丸，或又作湿热，而以潜行散为治痿妙药者。岂知人法天地之理，理出自然之道，绝不容有一分一毫之矫揉造作于其间！夫春生夏长，秋收冬藏，所谓生长属春夏之阳，收藏属秋冬之阴。阳则欣欣向荣，阴则万类深藏。然万类何以深藏？则以秋凉冬寒，不胜其风刀霜剑之逼也。病痿躄者，不能步履，岂向荣之象乎？虽仍具膝髀腨胻之形体，然以因寒而僵，因湿而软，痿弱无力，不能施其行步之用，凋萎既著，生气索然。《灵枢·根结》篇云："发于秋冬，阳气少，阴气多，阴气盛而阳气衰，故茎叶枯槁。"凋萎因寒，了无疑义。而治痿独取阳明之必尚辛甘温剂，以益其阳，以张其明，以复其神气游行出入之常。则学者当无所施其惑矣，然而信道笃，自知明，亦至不易也。噫难矣哉！噫难矣哉！

客有惑于《本论》论治，乃专为针道说法者。不知用针、用药，理本一致,原非两途也。《素问·示从容论》云:"夫圣人之治病,循法守度,援物比类,化之冥冥,循上及下,何必守经?"王氏次注:"经谓经脉,非经法也。"能识诸此,则知治病,必守经法,不必守经脉。又可知治病之道,端在"循法守度,援物比类"八字。针灸家如此,汤液家何独不然?所以痿躄之治,必守独取阳明之经法,不必守胃足阳明之经脉。然则《本论》"各补其荣而通其俞,调其虚实,和其顺逆",揆以法度比类,固不必泥其专为针治之法。要未始不可通之于用药之义,用药代针,理无二致。不可谓经文有法无方,而疑复所引证之神农五药,仲景三方,为杜撰不经,爰释于下,以备考焉。

◎ 附子七论

附子,味辛温,主风寒,咳逆邪气,温中,金创,破癥坚积聚血瘕,寒湿痿躄,拘挛,膝痛,不能行步。生犍为山谷及广汉,冬月采为附子,春采为乌头。

痿躄为神气不能游行出入于膝,所致之不能行步者也,与《灵枢·癫狂》篇所云"骨痿体重,懈惰不能动"及《动输》篇所云"其卒然遇邪气及逢大寒,手足懈惰"者不同。或以注夏当痿,解㑊当躄者,尤为大错。何者痿重、乏力,仅得名为懈惰?必拘挛无力,乃得谓之为痿躄也。《本品》主治云:"蹙躄拘挛。"《疏五过论》云:"痿躄为挛。"然则痿躄真相,从可识矣。夫痛而能动者为痹,其病多浅在肌肉;不痛而又不能动者为痿,其病多深在筋骨。此言拘挛、膝痛,则神气尚能游行出入于其间,即运动神经之功用,犹未全失,亦即由痹而痿,为痹、痿相续之并病。如《素问·玉版论》"搏脉痹躄。"《逆调论》"骨痹挛节。"《气交变大论》"暴挛痿痹,足不任身。"皆是也,必膝不痛之不能行步,斯诚痿躄矣。若附子者,则统治寒湿痿躄,拘挛,膝痛,不能行步,固不必分其为始传病浅之痹,末传病深之痿,此附子功用之所以为大也。

细绎附子主治,知不能行步,为痿躄之主证,寒湿为痿躄之主因,辛温为痿躄之主治,固矣。乃《神农本草》于白鲜之苦寒也,而主"头风,黄疸,咳逆,淋沥,女子阴中肿痛,湿痹死肌,不可屈伸,起止行步",于茛䓖子之苦寒也,而主"齿痛,出虫,肉痹拘急,使人健行",于飞廉之苦平也,而主"骨节热,胫重酸疼,久服令人身轻",于薏苡仁之甘微寒也,而主"筋急拘挛,不可屈伸,风湿痹,下气",于女萎之甘平也,而主"中风暴热,不能动摇,跌筋结肉,诸不足"。据此五品,则知味不必辛,性不必温,似皆可治不能行步者,何也?此则当求神农于此五品主治下,何以不明书"痿躄"二字,苟能参透此旨,斯可知其为非正治痿躄之药矣。夫所谓"不可屈伸,起止行步",固已近于痿躄也,第读白鲜主"湿痹死肌",茛䓖子主"肉痹拘急",飞廉主"骨节热,胫重酸疼",薏苡仁主"筋急拘挛,风湿痹",女萎主"中风暴热",则是诸药所主,犹是始传热中之疾。虽有传为痿躄之趋势,然究未至末传寒中。必至末传寒中,足部之神机化灭,神气不能游行出入于其间,乃得正其名为痿躄。所以神农不轻用"痿躄"二字,为此五品著录者,即此正名之不可苟也。又龟甲咸平,主"四支重弱,小儿囟不合",此则属诸内损,与麇脂辛温,主"四支拘缓不收"者,有异曲同工之妙,且足以辅附子之不及,然与白鲜、茛䓖、飞廉、薏苡、女萎五品,又不可同日而语矣。

王氏次注:"痿谓痿弱无力以运动""躄谓挛躄,足不得伸以行",诚是也。夫阳之用为神,神之征为力,跐跋难行,非膝之无力也,乃力之不足也。若病而至于痿弱无力,足不得伸以行,则是运动神经已废,神气出入已绝。心欲行步,而足不应之以运动者,岂力之不足乎?直是无力而已矣。考《神农本草》之于力也,有三治焉,曰"益力"也,曰"益气力"也,曰"倍力"也。益力与益气力,乃为力不足者而言,所谓益其不足也,倍犹壮也。倍力者,壮其软弱无力,而复其轻身健行之谓也。按言"倍力"者,有四品,甘草、葡萄之甘平也,远志之苦温也,蓬蘽之酸平也。言"益气力"者十品,薯蓣之甘温也,赤箭之辛温也,续断之苦微温也,胡麻、蒲黄、藕实茎之甘平也,菟丝子之辛平也,泽泻、芡实之甘寒也,淫羊藿之辛寒也。言"益力者"仅一品,茛䓖子之苦寒是也。考《神农》称茛䓖子

"多食令人狂走，久服轻身，走及奔马。"似非性寒之品，所能致之者，疑"苦寒"之"寒"字，当为"温"或"热"字之讹。据此则倍力无性寒之品，其益气力者，虽间有性寒品类，然不过十分之三而已。凡病至末传，寒湿窃据，神机化灭，阳明之阳，不能下达，神经之神，不能贯注。膝者筋之府，筋膜得力，乃能束骨而利机关。若寒则僵而无力，湿则软亦无力，纵因暑热火燥，久病末传，神机化灭，亦必为寒湿所窃据。所以两足痿躄无力以运动者，必主性温之品，乃能驱除寒湿，壮益气力。尝考《千金方》马灌酒，《圣济总录》壮元酒，并用附子、天雄、乌头，生剉不炮，其主治俱云："年高者服之，五十日力倍气充，百日致神明，如三十时，力能引弩。"又硫黄丸，其主治云："久服轻身倍力，耐寒暑，壮筋骨。"据此则壮益气力，舍用温药，固莫属也。不然，寒中败胃，阳且伤矣，力何由增？至于性寒益力之品，乃始受热中壮火食气者之所宜。所以然者，火热一清，气力自复故也，此属《灵枢·根结》篇"暴病者取之太阳"之暴病。然暴病非阳者亦多，用者切勿孟浪。

　　按《神农本草》附子条下注"冬月采为附子，春采为乌头"，缘乌头为母，附子为子，次年则又附子为母，而更环生附子也。又乌头条下注"正月、二月采，长三寸以上，为天雄"，天雄条下亦注"二月采根"，然则天雄、乌头，为同时采取者，乃后世本草，谓为八月采，岂天雄较附子为早熟耶？盖附子、乌头，以冬春采时为别。而乌头、天雄，则又以有无附子为识。乌头体团，有子附生，性雌故也。天雄形长，独生无子，性雄故也。《神农本草》并载无遗，且鼎立而三，不分轩轾，固知附子、天雄、乌头三品，为同种而异用者也。又附子以八角者良，谓其气全力足也。若位偏侧而体较小者，名为荝子，通称侧子。至于再偏而更小者，则名萹子，亦名白附子，俗称漏篮子。受业周福煦谨按：漏篮，别名木鳖子虎掌，与土木鳖天南星，同名异物。三者皆环生于乌头，故附子象长子，侧子象次子，漏篮子象幼子也。受业贾尚龄谨按：三子皆附乌头而生者，惟附子为贵，故虽漏篮子本名白附子，所亦难专附名也。考《别录》曰："白附子主心痛，血痹，面上百病，行药势，生蜀郡，三月采。"宏景曰："此物久绝，无复真者。"药人以砂碛下湿地所产之小草乌头当之，非也。后世本草，误歧漏篮子、白附子为二物。爰记师说，正之如上。**或以附子边角之大者为侧子，则甚误矣。古方间有用侧子，以治风湿偏痹之证，而漏篮子则用者甚少，以其赋性不厚故也。然用者当以附子为正，所以《千金方》称附子与乌头、天雄为三建，而不及侧子、漏篮子，盖深通《神农本草》之经义者矣。** 受业孟金嵩谨按：《局方》有三建汤，《圣济》有三建散。考《局方》《圣济》，皆宋人所辑，是宋时尚知有三建之名义，金元而后，乃渐亡失。

考"乌头，味辛温，主中风，恶风，洗洗出汗，除寒湿痹，咳逆上气，破积聚寒热。其汁煎之，名射罔，杀禽兽，一名乌喙。"比之附子，则附子为纯阳，乌头为老阳，老阳故毒也。又考"天雄，味辛温，主大风寒湿痹，历节痛，拘挛缓急，破积聚，邪气，金创，强筋骨，轻身健行，一名白幕。"揆诸附子、乌头，则天雄象父，乌头象母，附子象子，所以天雄主"大风寒湿痹"，加一"大"字，可知天雄之象父者，必较乌头、附子之力为雄。《孝经》云："严父莫大于配天。"此天雄之所以名天雄欤。乌头、天雄，在《本草》虽无主治"痿躄"之明文，然检其一主"中风，寒湿痹"，一主"大风寒湿痹"及"拘挛缓急，强筋骨，轻身健行"，试与附子所主之"寒湿踒躄，拘挛膝痛，不能行步"互为比证，则其疗躄之功用，又已跃然于心目间矣。

《神农本草》于乌头条下云："其汁煎之，名射罔，杀禽兽。"按《说文》云："网，庖牺所结绳以渔，从冂，下象网交文。"注"今经典，变隶作罒"。《说文》又云："网或从亡。"《易·系辞》云："结绳而为罔为罟。"《释文》云："取兽曰罔，取鱼曰罟。"乌头煎汁名"射罔"者，谓射杀禽兽，正如网之于渔，每取必中。然必野生者，乃有此毒，若田种者，其力则又远逊矣。方书以田种者，名川乌头，野生者，名草乌头。宋《太平惠民和剂局方》载有养肾散，方用全蝎半两，天雄三钱，受业周福熙谨按：天雄，一本作天麻。苍术制一两，草乌头生去皮脐二钱，附子二钱，共五味，为细末，按：生草乌头仅占全方十一分之一。每服一字。一字者，二分半也。主治肾气虚损，腰脚筋骨疼痛，膝胫不能屈伸，及久病膝脚缓弱，并云"服讫，麻痹少时。须臾，疾随药气顿愈。"盖惟此野生之品，乃有此效如桴鼓之验，有故无殒，虽极大毒,亦无危害,所谓"有病则病受"也。《素问·异法方宜论》云:"病生于内,治宜毒药。"王氏次注:"药谓金、玉、土、石、草、木、菜、果、虫、鱼、鸟、兽之类,皆可以祛邪养正者也。然辟邪安正,惟毒乃能,以其能然,故通谓之'毒药'也。"《新校正》云:"按《本草》云,下药为佐使,主治病,以应地,多毒,不可久服,欲除寒热邪气,破积聚,愈疾者,本《下经》,故云'毒药攻邪'。"据此则知药而无毒,非良药也。大毒治大病,小毒治小病,若无毒之药,而能治大病、久病者,未之有也。夫天雄之与乌头,为同时成熟者,且无乌头之毒,况先期采取环生于乌头之附子乎?验诸药肆所售之附子,皆为田种而非野生者。所以《千金方》金牙酒,有附子四两,而其服法则云:"日服一合,此酒无毒,及可小醉,常令酒气相接,不尽一剂,病无不愈。"然则附子固非大毒之药也明矣。

又《神农本草》三百六十五品,其味辛温者,菖蒲、细辛、赤箭、卷柏、芎䓖、徐长卿、云实、牡桂、菌桂、干漆、五加皮、辛夷、麝香、橘柚、孔公孽、干姜、白芷、藁本、款冬花、女菀、吴茱萸、秦椒、蓼实、葱实、薤、假苏、石灰、附子、乌头、天雄、钩吻、羊踯躅、鬼臼、巴豆、蜀椒、皂荚、莽草、药实、芫花、麇脂、蜈蚣、马陆,都四十二品,而附子其一也。至于味辛大热者,仅矾石一品而已。然则附子固非大热之药也又明矣。无如医家著述,不求甚解,但以"附子大辛大热有大毒"数字,抹杀一切,致令以耳为目者,莫不谈虎色变,父以之戒子,师以之戒徒,不知药贵对证,虽毒亦平,苟不对证,虽平亦害。嗟乎!医法陵夷,于今为极!揆其所以,非无故焉。昔者孟子因滕文公之疑,曾引《商书·说命篇》曰:"若药不瞑眩,厥疾不瘳。"《素问·宝命全形论》论针有悬布天下者五,其"三曰:知毒药为真",岂非真医必知毒药瞑眩?若专以清淡之药,夸诩平稳者,非所谓伪医也乎!《金匮要略》桂枝附子去桂加白术汤云:"初一服,其人身如痹,半日许,复服之,三服都尽,其人如冒状,勿怪。"所谓"初一服,其人身如痹"者,谓轻则身体不仁,如风痹状,盖即麻木之谓也。所谓"三服都尽,其人如冒状"者,谓重则不胜药力,如眩冒状,盖即瞑眩之谓也。药能使人瞑眩,厥疾未有不瘳者,故又特以"勿怪"二字为嘱,其反复丁宁示人之意，至深切矣。乃病家因瞑眩而畏不敢服，医家亦因瞑眩而畏不敢用，此附子之所以招大毒之诬，而不能见重于世，何况乌头、天雄，更有甚于附子者乎！《金匮》乌头桂枝汤云："乌头一味，以水一升，煎减半，去滓，以桂枝汤五合解之，令得一升后，初服五合，不知即服三合，又不知复加至五合。其知者如醉状，得吐者为中病。"所谓"如醉状"者，乃服汤后而麻醉无知也。所谓为"中病"者，乃中其毒而上吐下泻也。又大乌头煎云："强人服七合，弱人五合，不差，明日更服，不可一日更服。"所谓"强人服七合，弱人五合"者，乃心为五脏六腑之大主。强人心强，可胜乌头麻痹之任，弱人心弱，故须少服二合，亦犹四逆汤之"强人可大附子一枚，干姜三两"也。所谓"不差，明日更服"者，乃一之为甚，不可再也。所以然者，心脏麻痹，本可来苏，惟麻痹过久，则不易复其运行之常度，故又续申之曰"不可一日更服"。固知乌头虽毒，不至于死。其汁煎之，名射罔，杀禽兽，亦无非麻痹之力，使之如醉状耳，因而缚之，迨其苏醒，则已就擒矣。据复经验所得，凡服乌头而瞑眩昏仆者，大抵为二时而极，四时而解，解后惟肢体懈惰无力而已，无他变也。后世医家，既不能领悟古书之遗义，又不能实验药物之效能，所以乌头之为乌头，多有终身不敢尝试者矣。考《肘后方》独活酒，附子生用，其方后云："服从一合始，以微痹为度。"《千金方》茱萸散，附子、天雄并用，云："先食服方寸匕，日三，药入肌肤中，淫淫然。三日知，一月瘳。"茵芋酒，附子、乌头、天雄并用，云："初服一合，不知加至二合。宁从少起，日再，以微痹为度。"《圣济总录》牛膝饮，附子、乌头、草乌头并用，云："每日早晚，旋温五分一盏服，渐加至一盏，如觉麻木，即减分数，以知为度。"巴戟天散，附子、天雄、乌喙并用，云："每服半钱匕，渐加至一钱匕，温酒调下，日二夜一。未觉身唇口痹热，即渐加至一钱匕。如觉大痹心烦，以少许豉汤解之。"类如斯例，不胜征引。可知附子家属性皆麻痹，而用之者，亦正利用其麻痹之性。惟此麻痹可以除寒湿，可以逐水气，可以救元阳之亡，可以续神机之绝，至可宝也。乃后世本草，妄倡泡制之说，于附子之生者，用盐渍腌，名"咸附子"，致使麻痹之性，失其过半。又于附子之咸者,用水浸漂,名"淡附子",泡制至此,麻性全无。受业叶慧龄谨按:查现代药肆之所谓遵古泡制者,先将咸附子浸足一月,再用豆腐同煮半日,俟其干湿得宜,乃切为透明之薄片。此则形存性亡,与废滓何异? 于此足征唐宋而上,说不离经;金元而后,半皆叛道;降及近代,每下愈况,则更不知所云矣! 复蜀都人也,风俗习尚,凡觉身重,即用附子和牛肉或羊肉、鸡肉,清焦佐餐,殊无辛味,服之日久,轻身健行,固无大热大毒之象征,亦无中毒致病之流弊。但不久焦,则必发麻而已。由是可知《神农本草》之所谓"附子味辛温"者,即指此麻味而言也。辛不必麻,而麻则未有不辛者,如吴茱萸、蜀椒之属是也。凡服丸散酒醴,麻痹瞑眩,在所不免。若服汤方,则炮用附子,先煎一时;生用附子,先煎三时。医家可于方笺上端加注一则云:"方内附子,必须依时煎足,否则发麻,令人不安。"夫五味者,酸、苦、甘、辛、咸也,而麻不当其数,缘麻与辛近,所以麻可属于辛,亦犹淡与甘近,而必属之于甘耳,故曰:附子味辛温。

《伤寒论新校正·序》:"晋皇甫谧序《甲乙针经》云,伊尹以元圣之才,撰用神农《本草》,以为《汤液》。汉张仲景论广《汤液》为十数卷,用之多验。近世太医令王叔和,撰次仲景遗论甚精,皆可施用。是仲景本伊尹之法,伊尹本神农之经。"据此则神农《本草》、伊尹《汤液》、仲景《伤寒》,为一贯之薪传也。夫欲知《本草》所用之分两,必当求之于《汤液》,但《汤液经》既为仲景论广,故又不得不求之于《伤寒》《金匮》矣。按四逆汤、四逆加人参汤、茯苓四逆汤、通脉四逆汤、通脉四逆加猪胆汁汤、白通汤、白通加猪胆汁汤、真武汤、干姜附子汤、芍药甘草附子汤、麻黄附子汤、麻黄附子甘草汤、麻黄附子细辛汤、桂甘姜枣麻辛附子汤、桂枝加附子汤、桂枝去芍药加附子汤、附子粳米汤、附子泻心汤、竹叶汤,此十九方者,皆用附子一枚也。桂枝附子汤、桂枝附子去桂加白术汤、大黄附子汤,此三方者,皆用附子三枚也。附子汤、桂枝甘草附子汤,此二方者,皆用附子二枚也。近效白术附子汤,则用附子一枚半也。综观以上诸方,所用附子,重则三枚,轻亦一枚。固知凡一日尽剂之汤方,所用附子,皆以枚数。其间有不以枚数而用分两者,如桂枝芍药知母汤之用附子二两,黄土汤之用附子一两,乃为不必用至一枚者言也。考刘向《说苑》云:"十粟重一圭,十圭重一铢,二十四铢重一两。"受业贾尚龄谨按:一说六铢为一分,四分为一两。故后人衡物,通称分两。刘氏汉人,所述衡法,即汉制也。今试以粟十粒衡之,得市称一厘,又以粟二千四百粒衡之,得市称二钱四分,是汉制一两,仅合今称二钱四分而已。又考仲景所用附子,不论其为生用、炮用,皆注"去皮破八片"及"强人可大附子一枚"。所谓破八片之附子,必有八角者,乃可当之,衡之常为今称七钱以上。若再选用大附子,则为今称一两有余也。据此则知仲景所用附子,必以枚数者,正示人当用有八角之附子,若无八角者,乃侧子之流亚耳。于以并知乌头、附子,虽为瞑眩之药,苟少用之,厥疾尚有未必能瘳之憾。《素问·汤液醪醴论》云:"自古圣人之作汤液醪醴者,以为备耳,故上古作汤液,为而弗服。中古之世,道德稍衰,邪气时至,服之万全。当今之世,必齐毒药,攻其中。"此仲景于乌头汤及大乌头煎,不以乌头之毒,直用五枚之多。所以然者,中病为良故也。晚近医家,久失师传,既胆识之不足,又责任之不负,虽以漂淡薄切之附片,而其用不过数分,至多亦不过钱余而已,安望其能挽垂危而起沉疴哉?如棣孙君文毅,荐治陈万运、计健南两先生之疾。陈服附子,达百斤以上,计服附子,亦过其半数。服药不可谓不多,历时不可谓不久,信任至笃,付托至专,不为浮议所撼动。求之今世,未易多觏。此之谓医家病家,相得益彰也,医缘凑合,遂结友交。

母氏康,为朝庆公之长女,公固安岳乐至之世医也。故母氏亦通医药之义,天性严谨,对子孙督学甚力,昼就外传,晚归必令篝灯夜读。后见大胞兄干臣,四胞弟季伟,长侄文长辈,在外服官,居恒谆谆以"勿堕先德,洁己奉公"为诫。民国九年,成都大疫,病者如林,目击市医以轻描淡写之方,敷衍塞责,误人性命,及见复倡用大剂石膏解疫,活人甚众,乃喜极而言曰:"千般疾病,不外寒热虚实。寒者热之,热者寒之,虚者实之,实者虚之。辨证务求精审,用药切勿游移。尔外祖尝谓附子治寒,石膏治热,柴胡治风,此三药者,性强而有力。读仲景方,知其可重用,亦可久用,直至病愈乃止。非若余药之可暂而不可常,亦非平庸无力之药,乃可重用久用者所可比拟也。尔作《时疫解惑论》,竟能推重石膏,惜尔外祖弃养,未及鉴定,然学有传人,当亦含笑于九泉。所不惬意者,厥为学力太稚,浸古不深,斯则望尔切实奋勉者也。"日月不居,侨沪七载,深知苏浙闽粤,地处卑湿,病痿躄者,举目皆是,爰撰《素问痿论释难》以发扬"附子疗躄"之功,与在蜀中表章"石膏解疫"之效者,正为绝妙对偶。抚今思昔,外祖既逝,母亦见背,当母氏于丙寅七月易箦时,命复肃立床前,正颜严词以训曰:"尔业医,其知医之为仁术乎!吾将逝矣,尔其勿忘三诫,戒摆架子,戒敲竹杠,戒恶作剧,犯之便为大不孝。"呜呼,母何贤耶,母何仁耶!追想音容,不禁泫然泣下。

◎ 五加皮 二论

五加皮,味辛温,主心腹,疝气,腹痛,益气,疗躄,小儿不能行,疽疮,阴蚀。久服轻身耐老。一名犲漆。生汉中川谷及冤句,五月、七月采茎,十月采根。

五加皮辛温疗躄,与附子同功。然读其"小儿不能行"之句,则其功力当逊于附子,第其宜幼之用,与狗脊之宜老,又同为专长矣。考《神农本草》"狗脊,味苦平,主腰背强,关机缓急,周痹,寒湿膝痛,颇利老人。"此品主治,虽无"痿躄"明文,然关机缓急,则将痿也;寒湿膝痛,则近躄也。《金匮要略》云:"邪气反缓,正气即急。"夫缓急筋病也。《痿论》云:"宗筋主束骨而利机关。"固知凡筋膜之束诸腰膝肢节,以利屈伸者,皆机关之谓也。引长为缓,缩短为急。急则拘挛而不伸,缓则软弱而无力,病则缓急相兼。故急则必缓,缓亦必急也。征之《本草》,天雄主"拘挛缓急",附子主"拘挛膝痛",大豆黄卷主"筋挛膝痛",芎䓖主"筋挛缓急",茛宕子主"拘急",牡蛎主"拘缓",熊脂主"筋急",蛞蝓主"挛缩",干漆主"五缓六急",细辛主"百节拘挛",虎掌主"伤筋痿拘缓",菜耳实主"四支拘挛痛"，茵芋主"诸关节风湿痹痛"，蔓荆实主"筋骨间寒热，湿痹拘挛"，雁肪主"风挛拘急，偏枯，气不通利"，陆英主"骨间诸痹，四支拘挛疼酸，膝寒痛"。又主利关节者，有曾青、紫芝、营实、牡桂、石龙芮，及通百节之石钟乳，通利九窍血脉关节之通草。以上诸品，用得其当，则关机缓急，拘挛膝痛，可以消弭于无形。否则，久而失治，未有不末传为痿躄者矣。

按《本草》上品："鸡头实，味甘平，主湿痹，腰脊膝痛，补中，除暴疾，益精气，强志，令耳目聪明，久服轻身不饥，耐老神仙。"

父执西庚老人陈亘，浙之吴兴人，邃于医，久宦蜀中。清季政窳，乃与先君国材公字惺甫，宣统初，建筑存心堂于城南文庙之东。近罕人居，课子孙读，闭门深居，不复问世。同卜居于蓉城之南，而以医隐焉，著有《星聚堂医效方》行世。尝言："病痿躄者，日以鸡头实佐米为粥，半年后，步履复健。"足征此物，宜为痿躄常服之品，寓药于食，所谓食治之法也。

◎ 紫菀 二论

紫菀，味苦温，主咳逆上气，胸中寒热结气，去蛊毒，痿蹷，安五藏。生房陵山谷，及真定邯郸，二月、三月采根。

蹷又作蹶，《说文》云："僵也"，孟子曰："今夫蹶者趋者。"是趋之与蹶，为能步、不能步之相对字。《吕氏春秋》云："处足则为痿为蹷"，是痿蹷连文，义亦甚古，殆蹶也躄也，为通用之字欤！

紫菀、附子，同为性温之品。特紫菀味苦，不若附子辛温之强有力耳，然其主"咳逆上气，胸中寒热结气"也，又与附子主"风寒咳逆邪气温中"同功，且能如附子之能治痿躄。唯附子为总治痿躄之主药，而紫菀亦主安五脏，固知性力虽逊，而用则相埒耳。然则五脏使人痿，于附子、紫菀而外，必有五痿之专药也，从可识矣。所以《痿论》既云："治痿者独取阳明"矣，乃又云："各补其荣而通其俞，调其虚实，和其顺逆"者，盖独取阳明为总治,各补其荣而通其俞为辅治,调其虚实、和其顺逆,则又运用之妙,存乎一心也。兹就《神农本草》求之,凡"身皮死肌""皮肤死肌恶""利筋骨皮毛""逐筋骨皮肤死肌""中风皮肤疼痛""皮肤寒热""大风在皮肤中""寒热洒洒在皮肤中""充肌肤""长肌肤""柔肌肤",皆肺主身之皮毛,发为皮痿之证治也;又"崩中脉绝""伤中脉绝""胃络脉绝""通利血脉""通血脉""保血脉",皆心主身之血脉,发为脉痿之证治也;又"筋急""拘急""拘缓""拘挛缓急""筋骨湿痹""风挛拘急""折跌绝筋""喎僻轶筋""筋骨间寒热""筋急拘挛,不可屈伸""柔筋强骨""坚筋骨""续筋骨""利筋骨",皆肝主身之筋膜,发为筋痿之证治也;又"偏枯不仁死肌""跌筋结肉诸不足""肉痹拘急""风痹不仁""坚肌耐痛""恶肉死肌""长肌肉""充肌肤",皆脾主身之肌肉,发为肉痿之证治也;又"骨间寒热""骨节中水""骨节热,胫重酸疼""留热在骨筋间""强骨髓""坚骨髓""填骨髓""补骨髓",皆肾主身之骨髓,发为骨痿之证治也。五痿证治,广征于上,苟能勤求细绎,或施于未成痿躄之前,或用于已成痿躄之际,或除其实邪,或补其正虚,或防其变,或善其后,是又在用者之得宜焉否也。

◎ 虎掌二论

虎掌,味苦温,主心痛,寒热,结气,积聚,伏梁,伤筋痿拘缓,利水道。生汉中山谷及冤句,二月、八月采。

按二胞兄吾鸣言:"伤筋痿拘缓","缓"下当有"急"字。伤筋有二,内因痿拘,外因跌仆。凡跌仆伤筋者,可用南星研末外敷,颇有定痛消肿之效。受业周福煦谨按:虎掌古名也,唐人始名天南星。又宿根名虎掌,新根名由跋。若内因之伤筋痿拘,即《痿论》所谓"筋急而挛,发为筋痿。"亦即《生气通天论》所谓"大筋緛短,小筋弛长,緛短为拘,弛长为痿。"夫緛短急也,弛长缓也。故"伤筋痿拘缓","缓"下当有"急"字也。受业贾尚龄谨按:《本草》

牡蛎，主除拘缓。拘可训急，拘缓成句亦通。

　　先君国材公幼时，因蓝贼大顺作乱，乃偕母氏伍，由眉山迁往华阳外东天星桥。未几，洪水暴涨，湮没屋宇，什物漂流殆尽，幸赖母恃，获免于难。旋又因火焚屋，惊骇致疾，屡濒于危，迨至病退，而足痿不能任地矣。后陈先生<small>忘其名矣，似是"佩三"二字。</small>传一方，久服乃瘥。方用天南星一斤，先用炭五十斤，烧一地坑通红，去炭，以酒五升倾坑内，候渗酒尽，下南星在坑内，以盆覆坑，周旋用灰拥定，勿令走气。次日取出，为细末，朱砂二两，琥珀一两，各别研，生姜煮面糊圆，如梧桐子，每服三十圆至五十圆，煎石菖蒲人参汤送下，食后临卧服，按此即《太平惠民和剂局方》所载之寿星圆也。研其方义与先君所患诸证，无不丝丝入扣，其审证之精，选方之当，直令复拳拳服膺而弗失之矣，陈先生洵医杰也哉！

◎ 牛膝<small>四论　以上为神农五药</small>

　　牛膝，味苦酸，主寒湿痿痹，四支拘挛，膝痛，不可屈伸，逐血气，伤热火烂，堕胎。久服轻身耐老，一名百倍。<small>生河内川谷及临朐，二月、八月、十月采根。</small>

　　按膝本作㗋，《说文》云："㗋，胫头卪也，从卪黍声"。考卪为隶文，古作弓，篆作⺋，后省作卪。卪即节也，谓㗋为四肢大节也，今通作膝，若膝则俗字也。两骨间为节，连骨节为筋，《素问·脉要精微论》云："膝者，筋之府，屈伸不能，行则偻附，筋将惫矣。骨者髓之府，不能久立，行则振掉，骨将惫矣。"细绎其义，凡痿躄成于膝之不能屈伸者为筋痿，其成于骨之不能久立者为骨痿，义有别也。然则于此足知皮痿、脉痿、肉痿之有别于筋痿、骨痿，其必有始因经过之证可候，不亦信而有征乎？夫牛膝主四肢拘挛，而独以膝为名者，读"逐血气，堕胎"两句，则知其下行之力专。又于四肢拘挛，特著"膝痛，不可屈伸"两句，则知其疗膝之力大。命名牛膝，正状其下行疗膝，状力如牛也。

《神农本草》于牛膝，但云味苦酸，而未著明何性。然详其主寒湿、痿痹、拘挛、膝痛，与附子同功，则味虽不辛，而其性之为温，固可必其然矣。夫主治膝痛者，固不仅味辛性温之品也，考"鸡头实，味甘平，主湿痹，腰脊膝痛。""大豆黄卷，味甘平，主湿痹筋挛，膝痛。""狗脊，味苦平，主周痹，寒湿膝痛。""王孙，味苦平，主寒湿痹，四支疼酸，膝冷痛。""陆英，味苦寒，主骨间诸痹，四支拘挛疼酸，膝寒痛。"据此则鸡头实、大豆黄卷，俱味甘平，狗脊、王孙，俱味苦平，其主膝痛，姑无论矣。惟陆英则以味苦寒之性，而主膝寒痛之疾，以寒治寒。寒非真寒，亦犹《伤寒论》"脉滑而厥"，厥非真厥，故主用白虎汤也。固知陆英所主治者，仅属膝痛不可屈伸之痹，而非膝不痛不能行步之痿。若牛膝性温，斯能并痿痹而主之。否则，主痹可也，未见其能主痿躄也。

《素问·通评虚实论》云："跖跛，风寒湿之疾也。"所谓"跖跛"者，不过行步艰难而已，非不能行步也。行步艰难者，谓不可屈伸也。不可屈伸为痹，不能行步为痿。征之古义，则通名"躄"也。《史记·正义》云："躄，跛也"。《说文》云："跛，行不正也"。《释文》云："躄，两足不能行也。"据此则跖跛难行，为躄之初起；不能行步，为躄之已成也。《痿论》云："大经空虚，发为肌痹，传为脉痿。"又云："肌肉濡渍，痹而不仁，发为肉痿。"《说文》云："痿，痹也。"又云："痹，湿病也。"《金匮要略》云："湿伤于下，雾伤于上，雾伤皮腠，湿流关节。"又云："太阳病，关节疼痛而烦，脉沉而细者，此名湿痹。"于此足知痿躄虽为百病之末传，然其由于痹传而成者更多。所以巢氏《病源·风湿痹候》亦云："痹由血气虚，则受风湿而成。此病久不瘥，入于经络，搏于阳经，亦变令身体手足不随。"痹传为痿，巢氏固先我而言者。《素问·痹论》云："风寒湿三气，杂至合而为痹也。其风气胜者为行痹，寒气胜者为痛痹，湿气胜者为著痹。"经义以跖跛属风寒湿之疾，正痹病也，故巢氏《病源》又云："风湿痹病之状，或皮肤顽厚，或肌肉痿痛。"《千金方·论杂风状》云："风痹、湿痹、周痹、筋痹、脉痹、肌痹、皮痹、骨痹、胞痹，各有证候，形如风状，得脉别也，脉微涩，其证身体不仁。"揆以邪盛为实，正夺为虚之例，则此跖跛难行，正《素问·大奇论》"跛易偏枯"及《脉解》篇"偏虚为跛"之病能。《脉解》篇又云："所谓偏虚者,冬寒颇有不足"也。故跗跛为阳虚寒湿之痹,痹之末传为痿。牛膝性温益阳,并主寒湿痿痹,颇与附子同功。但牛膝所主之拘挛膝痛,虽同于附子,而"不可屈伸"四字,以较附子所主之"不能行步",则又有轻重浅深之别焉。

按牛膝与五加皮,同具"久服轻身耐老"之句。夫药非谷比,而可久服乎哉? 若久服而果能轻身耐老,则废谷服药可也,有是理欤? 史称神农尝味草木,盖所以教民稼穑者也。诸谷而外,皆列于药。药以治病,谷以养生。谷为中和之品,固可终身久服;药乃性味偏驳,偏则不中,驳则不和,绝无久服之理。不然,则《素问·至真要大论》所谓"久而增气,物化之常,气增而久,夭之由也。"即如果菜之属,界于谷药之间,亦难久服,久服生厌,岂好恶使之然哉! 伤寒恶油,伤食恶糖,饥者好食,渴者好饮。此无他,需则好,好则纳,不需则恶,恶则拒。《六节藏象论》云:"嗜欲不同,各有所适。"此其义也,苟撤其人之所好,强其人之所恶,是谓拂人自然之性,病必逮夫身也。然则可以久服养生者,除谷性中和而外,果菜且难,况偏驳之药乎? 偏驳为毒,《素问·藏气法时论》云:"辛散,酸收,甘缓,苦坚,咸软,毒药攻邪"是也。毒有大小,用有多寡,《五常政大论》云:"大毒治病,十去其六;常毒治病,十去其七;小毒治病,十去其八;无毒治病,十去其九;谷肉果菜,食养尽之。无使过之,伤其正也,不尽行复如法。"药非谷比,安有终身服食之理哉? 然则"久服"释义,又当何如? 考《伤寒论》桂枝汤,方后服法云:"若一服,汗出病差,停后服,不必尽剂。若不汗,更服依前法。又不汗,后服小促其间,半日许,令三服尽。若病重者,一日一夜服,周时观之。服一剂尽,病证犹在者,更作服,若汗不出,乃服至二三剂。"固知此即久服之义也,"不愈而连服"者谓之"久",非谓终身服食之也。是则牛膝、五加皮,并主"久服轻身耐老"者,正谓不愈而连服,病去而轻身耐老也。轻身云者,因病无力,身体若重之谓也。耐老云者,因病虚羸,容颜若老之谓也。明乎此义,则《本草》所载宜久服者,凡百余品之多,皆当以"不愈而连服"为训。

不然,消石、朴硝,主通大便,若久服之,不将洞泄不止乎?滑石、车前,主利小便,若久服之,不将溲溺不禁乎?即如牛膝,主堕胎者也,谁愿久服,自绝子嗣?神农圣哲,岂亦妄云?乃世之好读书者,不求甚解耳。道家更依托《本草》,倡神仙服饵之说,不见其益,徒受其害,是则小子鸣鼓而攻之可也。余同学杨君回庵言:"久为疒之讹,疒后作疒,疒疾也,盖疒、久形似,故易讹也。所谓'疒服轻身耐老'者,言有是疾者服之,可以除去其疾,而致轻身耐老也。"回庵此说,允为卓识,爰录于上,俾资启发。

◎ 甘草干姜汤—论

甘草干姜汤

甘草四两炙　干姜二两

上二味,以水三升,煮取一升五合,去滓,分温再服。

按:此方仲景用以治伤寒脚挛急,所以复阳明之阳,而温润宗筋者也。《伤寒论》云:"更饮甘草干姜汤,夜半阳气还,两足当热,胫尚微拘急。"读"胫尚微拘急"之"尚微"两字,则知服甘草干姜汤后,其脚挛急已愈过半,所未全愈者,仅胫之未伸耳。又此方仲景用以治肺痿多涎唾之证,亦取辛甘以益阳明也。其《金匮要略》云:"寸口脉数,其人咳,口中反有浊唾涎沫者何?师曰:为肺痿之病。"又云:"肺痿吐涎沫而不咳者,其人不渴,必遗尿,小便数。所以然者,以上虚不能制下故也。此为肺中冷,必眩,多涎唾,甘草干姜汤以温之。"或谓:"此乃治肺冷之方,非肺痿通用之方也,不得误用。"云云,则诚有昧于肺痿属寒、肺痈属热之义也。又有疑"津液既伤,则热为干热,何故反有浊唾涎沫吐出"者,是不知热则津液开发而为气,冷则津液凝结而为涎。且《金匮·五藏风寒积聚》篇尚有"肺中寒,吐浊涕"之明文,可据也。缘《金匮》所谓"热在上焦者,因咳为肺痿"之"热"字,正与《素问·痿论》之"肺热叶焦,发为痿躄"以及"心气热,肝气热,脾气热,肾气热"诸"热"字,同属《素问·热

171

论》"人之伤于寒也,则为病热"之"热"字解。盖致肺痿及痿躄者,非必属诸火热也,故仲景于肺痿肺痈条,重申之曰:"脉数虚者为肺痿,脉数实者为肺痈。"所以然者,冷则阳不足,阳不足则枯萎;热则阳有余,阳有余则腐脓也。

◎ 芍药甘草汤 一论

芍药甘草汤

白芍药　甘草各四两　炙

上二味,以水三升,煮取一升五合,去滓,分温再服。

按:此方仲景用以治伤寒脚挛急,所以益冲脉之阴,而渗灌谿谷者也。但此方主治,尚属《灵枢·根结》篇"暴病者取之太阳"之暴病,与末传寒中之痿躄不同。盖此脚挛急,为伤寒初起所致之证也,挛急为筋病,肝主身之筋膜,湿淫于筋,血亦为之痹,故治之以芍药。考《神农本草》"芍药,味苦平,主邪气腹痛,除血痹,破坚积,寒热,疝瘕,止痛,利小便,益气。"则此湿淫血痹之脚挛急,正合仲景所谓"湿痹之候,但当利其小便"之说。而其主除血痹,又与干地黄主逐血痹同义,故仲景自谓:"若厥愈足温者,更作芍药甘草汤与之,其脚即伸"云云。如响斯应,非夸语也,乃后世本草,金忽神农于芍药特著之"利小便"三字,以致桂枝汤、真武汤,所以必用芍药之理,亦无法说明,曷胜浩叹!《灵枢·五癃津液别论》云:"天暑衣厚,则腠理开,故汗出;天寒则腠理闭,气湿不行,水下留于膀胱,则为溺与气。"试绎其义,乃热则腠理开,气升外浮而汗出;寒则腠理闭,气降内沉而溲溺。所以天暑则汗多而溺少,天寒则无汗而溺多。果能识此汗溺互为升降之理,方足与知桂枝汤之治"太阳病,头痛,发热,汗出,恶风",真武汤之治"太阳病,发汗,汗出不解,其人仍发热,心下悸,头眩,身𥆧动,振振欲擗地",皆用芍药以利小便,皆所以治发热汗出。盖不利小便,即不能化其气湿,不能化其气湿,即不能收热退汗止之效，固非芍药之真能退热止汗也。然则芍药甘草汤之治伤寒脚挛急，奚能例外？惟久病末传之痿躄，则属诸附子、天雄、乌头之证治，又非芍药苦平所能胜任者矣。固知仲景用芍药甘草汤，滋益冲脉之阴，以治脚不能伸者，乃适服甘草干姜汤，阳明之阳已复之后，即《痿论》所谓"阴阳总宗筋之会，会于气街，而阳明为之长"也。不然，阳未复，厥未愈，足未温，而遽服芍药，亦徒见其拙耳。噫，用药次第，可不深思之乎！

◎ 四逆汤一论　以上为仲景三方

四逆汤

甘草二两　炙　干姜一两半　附子一枚，生用，去皮，破八片

上三味，以水三升，煮取一升二合，去滓，分温再服。强人可大附子一枚，干姜三两。受业孟金嵩谨按：世有以附子、干姜为温补者，吾师尝不谓然。今读此"强人可"三字，则知附子、干姜，温以治寒，与石膏、知母，寒以治热者，同为攻实而非补虚之药。必加人参，乃寓补意，故仲景有四逆加人参汤，及白虎加人参汤之两大法门也。

《伤寒论》太阳上篇云："伤寒，脉浮，自汗出，小便数，心烦，微恶寒，脚挛急，反与桂枝，欲攻其表，此误也。得之便厥，咽中干，烦躁，吐逆者，作甘草干姜汤与之，以复其阳。若厥愈足温者，更作芍药甘草汤与之。其脚即伸，若胃气不和谵语者，少与调胃承气汤。若重发汗，复加烧针者，四逆汤主之。"

又云："问曰：证象阳旦，按法治之而增剧，此云证象阳旦，即后病形象桂枝也。按法治之，即后因加附子参其间，增桂令汗出也。增剧即后亡阳故也。据此则所谓"阳旦"者，正是前条反与桂枝欲攻其表之桂枝汤也，文义明白，从前解者多误。厥逆，咽中干，两胫拘急而谵语。《集韵》云："谵病，人自语也。"音詹，或作谵。谵，乱语也。师曰：言夜半手足当温，两脚当伸，后如师言，何以知此？答曰：寸口脉浮而大，前条但言脉浮，未言大。浮为风，前条明以伤寒冠首，未言风。大为虚，凡伤寒、中风、温病，未经发汗

吐下，皆为实证，必汗吐下后，乃可言虚。风则生微热，前条但言心烦微恶寒，无身热发热证。虚则两胫挛，寒字从冫，冫本作仌，今文作冰，冰者冬寒水结也。湿为水之性，故寒未有不湿者。寒湿淫筋，筋病发为挛急。前条明言伤寒脚挛急，非虚也。病形象桂枝，脉浮，自汗出，心烦，微恶寒。因加附子参其间，增桂令汗出，前条但言反与桂枝，欲攻其表，此误也，无加附子增桂说。附子温经，亡阳故也，附子亡阳，其说甚怪。厥逆，咽中干，烦躁，阳明内结，谵语烦乱，更饮甘草干姜汤。夜半阳气还，两足当热，胫尚微拘急，前条言挛急，此条言拘急，其义一也。重与芍药甘草汤，尔乃胫伸，按荀子云："捶笞膑脚。"注：脚，古"脚"字。《释名》云："脚，却也，以其坐时，却在后也。"《说文》云："脚，胫也。"《汉书注》云："胫，膝以下骨也。"又按足与脚异。《说文》云："足，人之足也，在下，从止口。"注："口，象股胫之形。"《释名》云："足，续也，言续胫也。"据此则胫亦名脚，是膝以下为脚也。《灵枢·五色》篇云："膝以下者胫也，当胫以下者足也。"胫次于膝，足接于胫，所谓"续胫为足"，是脚胫与足，乃以次而下者也。然则足之与脚，乃音近而义异者。固知与手对称者曰足，与肱对称者曰胫。胫即脚也，所以厥愈足温，两足当热，则书"足"字，谓阳微不能达四末温分肉也。其脚即伸，尔乃胫伸，则书"脚"与"胫"，谓阳微不能束筋骨利关节也。部位不同，故两用之，非溷也，亦非误也。以承气汤微溏，则止其谵语，前条有四逆汤证治，此条无。故知病可愈。

按：前条为仲景自记之治案，后条为门人述师之语录，所以两条证治，多有出入。前条未与桂枝攻表前，有小便数证，既与桂枝攻表后，有吐逆证，无谵语证，而胃气不和之谵语，及四逆汤之附子，皆在两"若"字之后。是则攻表之方，未曾加附子，攻表之后，未必有谵语也。乃后条所述，既无小便数、吐逆两证，反于误攻其表之桂枝，竟记为增桂加附子而增剧。又于前条所未必有之谵语证，竟记为阳明内结，谵语烦乱。传闻失实，以臆为记，殆所谓述者之明，不如作者之圣欤！细绎前条证候，其机要全在"小便数"三字。小便数者，谓不能自禁制之遗溺失便也。读《金匮》水气病篇"小便数，今反不利。"两句连文，则是小便数者，固不得以小便不利训之也，所以伤寒脚挛急之小便数，正与肺痿上虚不能制下之小便数，同一杼机。观仲景于肺痿条，特重申之曰："此为肺中冷，必眩，多涎唾，甘草干姜汤以温之。"则此小便数之为寒证，固无疑矣。仲景既示人以不可攻表之戒，则诸证皆必属里。又述桂枝攻表，得之便厥之误,则诸证皆必属寒。脉浮心烦,为烦躁之初机,恶寒自汗,为亡阳之渐候,固与桂枝解肌之证,似同而实异者。揆诸伤寒先温里后攻表,中风先解表后攻里之大法,则此里寒之脚挛急,非四逆证乎?设于未用桂枝攻表之前,径用四逆汤主治,则一剂知,二剂已,诚可必其然也,更何有"知犯何逆,随证治之"之诸繁法乎?设于误用桂枝攻表之后,亦即援"里寒外热,汗出而厥"之例,径用四逆汤,再加茯苓,以治咽中干、烦躁、吐逆,则其效固不仅厥愈足温而已,其脚即伸,亦可必其然也。所以然者,四逆汤之附子,本为寒湿痿躄、拘挛膝痛、不能行步之主药,其温中逐风湿痹之干姜,及坚筋骨倍力之甘草,不过位居辅弼而已。若舍主药之附子而不用,仅作甘草干姜汤,以复其阳,宜其足能温,而脚不能伸也,两作汤剂,殆枉道之谓乎!夫桂枝下咽,阳盛即毙,今反得之便厥者,正如大青龙证,所谓"若脉微弱汗出恶风者,不可服之,服之则厥逆。"盖里寒不可攻表,攻表则厥,厥则亡阳故也。其咽中干、烦躁、吐逆者,正为"太阳病发汗后,大汗出,胃中干,烦躁不得眠"及"病人有寒,复发汗,胃中冷,必吐逆。"<small>受业周福煦谨按:今本作"吐蛔",宋本作"吐逆"。吐逆者,未必吐蛔,但吐者,未有不因于胃中冷也。</small>盖咽为胃管,咽中干,即胃中干,亦即发汗亡阳之胃中冷。冷则不能蒸水化气,咽胃失所煦濡故也。据此则前条"反与桂枝,欲攻其表"及后条"病形象桂枝,增桂令汗出",皆未得转属阳明也。然则前条所谓"若胃气不和谵语者",乃五苓证所具"欲得饮水者,少少与饮之,令胃气和则愈"之胃气不和也。果如后条所谓"阳明内结,谵语烦乱",则尚敢更饮甘草干姜汤乎?此仲景自记伤寒脚挛急之所以无谵语证,即误用桂枝攻表后,虽咽中干、烦躁、吐逆,亦所以无谵语证也。然则所谓谵语者,其因烦躁之所发欤?而烦躁亦非阳盛所致,乃茯苓四逆证所具之"发汗,若下之,病仍不解,烦躁者"之烦躁证也。读前条"少与调胃承气汤"之"少与"二字,及后条"以承气汤微溏"之"微溏"二字,则知谵语亦必轻微。揆度病情,疑此轻微之谵语,或系烦躁时所发之烦言躁语耳,固未可必其为阳明内结之谵语也。夫实则谵语,实者有燥屎也,有燥屎者,虽下利亦当攻里,所以仲景有曰："下利谵语者,有燥屎也,属小承气汤。"设误以里寒脚挛急,所发之烦言躁语,而为阳明内结,谵语烦乱,则承气入胃,阴盛以亡,即少与之,亦为再逆。桂枝一逆,尚能引日,承气再逆,则促命期也。观"若胃气不和谵语者,少与调胃承气汤。"用一"若"字,正示人以引证备考之意,详其语气,固未与服承气也,乃后条竟云:"以承气汤微溏,则止其谵语。"抑何记录失实之甚耶!《金匮要略》云:"风病下之则痉,复发汗,必拘急。"又云:"痉为病,胸满,口噤,卧不著席,脚挛急,必齘齿,可与大承气汤。"夫发于阳者,谓之风病,必表解乃可攻里。若表未解而反下之,热入因作痉,既痉矣,即可与大承气汤。然则伤寒之脚挛急,为里寒证,法当温阳以救里。而风痉之脚挛急,为里热证,又宜攻里以存阴。此大法也,诚若是矣,则伤寒脚挛急者,其可援用风痉脚挛急之承气法乎?前条引为佐证,无非用备及门弟子之参考而已。仲景而后,此义寝失,其不知四逆汤主治伤寒脚挛急,固无论矣,并风痉脚挛急之当行承气攻里者,亦不知之。近世仅用犀角地黄汤之属,以冀幸中,非所谓每下愈况也欤!至于前条"若重发汗,复加烧针者,四逆汤主之"一节,则又四逆证尚在者,仍与四逆汤治之之法也。第读其"若重发汗"四字,则仲景于桂枝攻表之后,已露四逆汤主之之意。惜其但用四逆汤之甘草干姜,而未及于附子耳,乃后条竟谓:"证象阳旦,按法治之而增剧。"是附子早已参其间矣,抑何不察之甚耶!又按后条:"更饮甘草干姜汤,夜半阳气还,两足当热,胫尚微拘急。"则知服甘草干姜汤后,两脚挛急,已愈过半,但尚微拘急而已。不然,夜半阳气未还,寒湿未除,厥逆未愈,两足未热,虽更作芍药甘草汤与之,殊未敢必其"其脚即伸"也。何以言之?甘草干姜汤,出于四逆;芍药甘草汤,基于承气,缘承气汤有大黄,仲景于《伤寒论》太阴篇云:"设当行大黄、芍药者,宜减之,以其人胃气弱易动故也。"然则"病人有寒,复发汗,胃中冷"者,大黄、芍药,用之为逆矣。故当桂枝攻表之后,设与芍药甘草汤,则厥且必深,安有厥愈足温之望乎!设径用承气于甘草干姜汤之前,则阳虚阴盛,下之则死,固为势所必然者。读前条两"作"字及两"若"字,虽似举棋不定,措置不决,而仲景用心之细,顾虑之周,已自流露于字里行间。乃叔和撰次伤寒,竟取弟子记录失实之后条,以附于仲景自记治案之后,则有若之"似圣人,惟曾子以为不可也",或以"太阳病,发汗,遂漏不止,其人恶风,小便难,四肢微急,难以屈伸者,桂枝加附子汤主之。"与伤寒脚挛急,互为比类,以为即是后条所谓"病形象桂枝,因加附子参其间。"然详其两条主治,则四肢微急,与脚挛急,固有轻重之分也。因发汗遂漏不止,以致四肢微急,难以屈伸者,与较自汗出,但屈而不伸之脚挛急,则又有浅深之分也。夫轻而浅者,于桂枝方内加附子,即可以止其遂漏,除其微急,利其屈伸。若重而深者,必先温里,温里宜四逆汤。苟治表遗里,其误已甚,况增桂令汗出,虽加附子温经,以参其间,亦足以召汗多亡阳之变。核与桂枝加附子汤主治表寒者,则其差也,岂可以道里计耶? 昔余撰《辨伤寒脚挛急》一文,因误以小便难为寒,小便数为热,而不知脚挛急之小便数,正与《金匮》肺痿上虚不能制下之小便数,同属寒证,认证一误,辨论俱非,诚恐遗误来学,爰特正于此。

上征引《神农本草》主治下列有"痿躄"之明文者,附子、五加皮、紫菀、虎掌、牛膝五品,及《伤寒论》甘草干姜汤、芍药甘草汤、四逆汤三方。而三方又全出于脚挛急一法,良以伤寒而脚挛急,虽不可直指为痿躄,然其始传、末传之机势,至为显著,故引征之,藉为痿躄方治之根据。至于魏晋以后之方,撮要分部,辑为三卷,甚望来学,循此以求其无尽之藏。唯唐宋而上,犹知宗经,明清以降,知者极鲜! 学者须知所适从可也。迄至民国纪元以来,医风渐转,爰附医试考题暨四川教育厅呈文及批示,各一则,藉以占其与世推移之一斑。

◎ 医试考题

《素问》言:五藏使人痿。后之医者,泥于经文"诸痿皆起于肺,治痿独取阳明"二语,以阳明主润宗筋,束筋骨,利关节也。故各家治痿,不论何藏，皆治肺胃，不知心为脉痿，肝为筋痿，脾为肉痿，肾为骨痿，受病不同，治宜各异，其于心、肝、脾、肾四痿，各拟一方。

民国四年，史隽丰先生，主持吾川医政。翌年夏，举行医学考试，第一题即五痿也，时复年甫十九，童幼无知，虽幸魁榜首，至今思之，犹觉汗颜。十七年来，努力钻研，乃以一得之愚，撰为《素问痿论释难》一卷，其庶乎昔年场试，得以正之也欤？

◎ 呈四川教育厅文

呈为自费出省，考察医学教育，请予发给护照，并分别咨行事。窃查吾国医学，发明最早。神农轩岐以下，圣圣相承，代有作者。而《本草》《内经》《伤寒》《金匮》《千金》《外台》诸书，精微广大，无所弗赅。数千年来，人口繁殖，甲于世界各国者，实于是赖。惜自海通以后，西医输入，而吾国医界亦愈趋愈下，不自振奋，西医遂几有取而代之之势。复早岁即从事于中医之研究，逮肄业成都联合县立中学校时，目击此道衰敝情形，即痛惜。教育部当日所颁学校章规，竟毫无中医学校或课程之设。及毕业联中校后，弗揣谫陋，曾本自修所得，悬壶省门，于兹十载，药饵所投，未尝无活人济世之术。顾自念中医之蔽，一由医理深微，典籍浩瀚，无名手以系统方法整理之；一由家技相承，各是其法，上焉者高其位置，自用师心，下焉者背诵歌括，难言学问，无集思广益之团体以研究之；一由政府亦漠视中医，不予提倡。在昔帝制时代，太医尚设专官，恩礼隆重。民国成立，既削除此制，又不将中医列入学校系统，似终未等诸学问之林，致令精深国学，日就衰靡，良足痛心！故欲振兴中医，非如日本尾藻城氏，以系统方法整理之不可。欲整理中医，非罗致名家，多设医药学会，广集英才，多办专门学校，以钻研之不可。前年中华教育改进社，有鉴于此，特设医学教育组，藉资攻讨，而苏、浙、粤、晋、湘、鄂各省人士，复倡设中医专门学校多处，并已毕业多人，吾川则尚付阙如。去年七月改进社,复在山西开会,通过学校系统,应添列中医一门,并规定中医学校课程标准两案,均已呈请教育部,采择施行在案。钧厅掌握教育,权衡学术,平时必有芟筹,无待赘渎。复执业之余,于四川医学,及疾病状况,曾留心考察,现并拟游历苏、浙、广、直各省,考察各地医学教育及疾病现状,以供一己之观摩,以备设学之镜鉴。谨请发给护照一纸,俾利巡行。惟因事属创始,无人先容,再恳。俯鉴下忱,准予转咨各省教育厅,令转当地中医学校,及医药协会知照以便前往接洽,实为德便。如蒙令示,请交成都中南大街九十二号刘民叔医寓。合并声明,所有以上呈请各缘由,是否有当,伏乞。批示只遵,谨呈四川教育厅厅长万。

四川教育厅批示:

呈悉。查民国初年,教育部所颁医学课程,专尚西法,实欲采人之长,以辅己之所不逮,初非有遽废中医之意。该呈所陈三端亦洞中肯綮,候予采择施行。至拟自费出省考察医学教育,请予发给护照一纸,以利巡行,仰即来厅承领可也。此批。

上撰《素问痿论释难》既成,窃思《素问》以风、痹、痿、厥四病平论,盖或分或兼,颇有别异比类之必要,是其义固未可挂一阙三也。痹病已于痿论中,数见不鲜,惟风、厥两病,尚未之及,终日怵惕,心不自安,爰补撰《中风论略》及《厥逆论略》两篇,赘录于后。

◎ 中风论略

《素问·上古天真论》云:"上古圣人之教下也,皆谓之虚邪贼风,避之有时。"避之者,谓避虚邪贼风,由外中入也,所以《灵枢·九宫八风》篇云:"圣人避风,如避矢石。"《金匮要略》云:"客气邪风,中人多死。"

中风名病,此其义也。《金匮》又云:"人禀五常,因风气而生长,风气虽能生万物,亦能害万物,如水能浮舟,亦能覆舟。若五藏元真通畅,人即安和。""人能慎养,不令邪风干忤经络。适中经络,未流传府藏,即医治之,四肢才觉重滞,即导引吐纳,针灸膏摩,勿令九窍闭塞。"所惜者,《金匮》之于中风,但启其端,弗竟其说,且未出一方治。若侯氏黑散、风引汤等,又皆为后人所附,非《金匮》所原有,致令中风一门,群言淆乱,安得折衷于圣,以定方治于一乎?《阴阳应象大论》云:"邪风之至,疾如风雨,故善治者治皮毛,其次治肌肤,其次治筋脉,其次治六府,其次治五藏。治五藏者,半死半生也。"其尤甚者,则《灵枢·五色》篇云:"大气入于藏府者,不病而卒死矣。"《千金翼》论云:"得风之时,则依此次第疗之,不可违越,若不依此,当失机要,性命必危。"《外台秘要》,能知此义,观其以《深师》桂枝汤、麻黄汤,冠于中风及诸风方一十四首之首,乃浅治风中皮毛肌肤之法也。又以卒中风方七首,次于其后,乃深治风中筋脉腑脏之法也。巢氏《病源》以后,诸家述风,不下数十百种之多,大抵皆《素问·风论》"风中五藏六府之俞,亦为藏府之风,各入其门户所中,则为偏风。"盖皆善行而数变之杂风也。考孙真人《千金方·第八卷》云:"诸急卒病多是风,初得轻微,人所不悟,宜速与续命汤。"谓初得急卒,病尚轻微,切勿游移,速服续命,为当务之急也。其后连载九续命汤主治,多为风中五藏之半死生证。观其小续命汤第一方主治云:"卒中风欲死,身体缓急,口目不正,舌强不能语,奄奄忽忽,神情闷乱。"又小续命汤第二方主治云:"中风冒昧,不知痛处,拘急,不得转侧,四肢缓急,遗失便利。"又大续命汤第二方主治云:"大风经脏,奄忽不能言,四肢垂曳,皮肉痛痒不自知。"又西州续命汤主治云:"中风入脏,身体不知自收,口不能言,冒昧不识人,拘急背痛,不得转侧。"细绎诸续命方主治,固无所谓六经形证也,乃后世竟倡"依六经见证加减治之"之说。一若续命诸方,谨能浅治中风之表证,而不能深及大风经脏之危证者。开人自为说之弊,致令中风危证,百不一救。噫,始作俑者,其无后乎!至于续命所主奄忽不能言,冒昧不识人,固有近于厥则暴死之厥也。然厥为内逆,病在血脉;风为外中,病在神机。神机为神气游行出入之道路,西说谓之神经。虽厥逆亦有涉及神经者,而血脉则为其大本也;中风亦有涉及血脉者,而神经则为其大本也。后人以厥为内风,则名已不正;又有以厥为外风,则言更不顺矣。风之与厥,判然两途。然常有会逢其适,并发中风、厥逆为风厥者,受业贾尚龄谨按,师言"风厥"乃谓中风与厥逆之并病,与《素问·评热病论》《阴阳别论》及《灵枢·五变》篇之诸风厥者异义,是又当参辨者也。须知厥与风异,正以其无中风之口目不正,舌强不能言,拘急背痛,不得转侧诸证也。《灵枢·寿夭刚柔》篇云:"病在阳者,命曰风病。"《五色》篇云:"病生于阳者,先治其外。"《素问·至真要大论》云:"从外之内者,治其外。"既为由外中入之风,汗而发之,乃正治也。所以续命九方,皆宗《神农本草》之"麻黄,味苦温,主中风""发表出汗"以为主药。西州续命方后,且明著"汗出则愈"之效。又《千金·贼风第三》所载之"依源麻黄续命汤",则径以"麻黄"题名矣。此为三代秦汉,历圣相传之大法。两晋隋唐,经师相授之验方。复幼而学之,长而行之,用以图治,治无不愈,愈无不十全。惟此十方之中,人参一品,最遗后患。察用人参者,凡七方之多。岂中风卒病之必用人参哉?征之《伤寒论》,桂枝可以配人参,柴胡亦可以配人参,惟麻黄不可以配人参。以桂枝、柴胡,非必汗之方,而麻黄则为发汗之药。凡病之必须发汗者,断无配用人参之例。然则既以麻黄为主之诸续命汤,主治急卒中风,其不应配用人参,理自显然。乃检《千金方》,竟以小续命汤之有人参者,为诸续命方之冠,而以大续命汤之无人参者,殿于其后。不知大续命汤,实为宗经之方,而孙真人忽之也。又检小续命所附之校注,凡《小品》《千金翼》《深师》《古今录验》《救急》《延年》,俱未舍去人参,此为习焉不察之故。晋唐诸师,一间未达,固不仅孙真人一人已也。试询曾病中风之家,凡久患手擘不能上头,足躄不能履地者,不是未服麻黄发汗,即是早服人参补益。夫始病为急卒之中风,末传为经年累月之痿躄。然何以有末传痿躄之后患?则以始治之医,谋之不臧也。是故风与痿异,乃始受、末传而已。若风之与痹则《灵枢·寿夭刚柔》篇云:"病在阳,命曰风;病在阴,命曰痹；阴阳俱病，命曰风痹。"《邪气藏府病形》篇云："阴之与阳，异名同类。"故风痹之不同者几希。又考《千金》续命十方，有用附子者，有用石膏者，有附子、石膏同用者，是则《素问·风论》所谓："风之伤人也，或为寒热，或为热中，或为寒中"也。至于治积热风方及地黄煎、荆沥汤等，乃中风门之别证，续命方之变治，即后世俗称之"类中风"也。金元以后，标新立异，倡发因火、因气、因痰之说，不揣其本，而齐其末，古代精义，丧失殆尽！近又有著《类中秘旨》者，以厥病为类中，舍经义，徇俗名，其失也，不过名不正而言不顺耳。其后又有用治愈热厥之验方，藉以阐发类中秘旨者，不辨真假，不析疑似，竟至题名为《中风斠诠》，力辟续命诸方，斥为不能复适于用。抑孰知中风之本在神经，与厥逆之本在血脉者不同，所以《素问·调经论》云："肌肉蠕动命曰微风。"《千金方》于"目眴动，口唇动，偏喝诸证"，皆须急服小续命汤，摩神明白膏。又于"卒然体痉直如死"，皆宜服小续命汤两三剂。试检汉唐之间，诸家治风，如排风、防风、八风等，皆不能越出续命范围，此其故盖可不言而喻矣。乃《中风斠诠》，既溷风、痹、痿、厥于不分，复淆内、外、上、下于不别，则其失也，岂仅指鹿为马？行将正治中风之法，泯没无遗，不度德，不量力，不自知其方效论错之非，工于责人，拙于省己，是以君子深惜其未能取法乎上也！至于预防中风，则《金匮要略》有云："房室勿令竭乏，服食节其冷热，苦酸辛甘，不遗形体有衰，病则无由入其腠理。"此言慎房室以固先天，节服食以培后天。《上古天真论》云："精神内守，病安从来。"摄生之士，其勉之哉！

◎ 厥逆论略

考《素问·方盛衰论》云："气上不下，头痛巅疾。"《脉要精微论》云："厥成为颠疾。"《灵枢·五乱》篇云："乱于头，则为厥逆，头重眩仆。"夫"厥"字从"屰"，故下逆于上谓之厥。颠与巅通，故高至于顶谓之颠。《灵枢·五色》篇云:"在地为厥。"地者,相家谓之地阁,犹言病起于下也。《脉要精微论》云:"上实下虚,为厥颠疾。"犹言自下逆上之疾也。两足为下,胸腹为中,脑顶为上,征之经义,得三则焉。一则《解精微论》云:"夫人厥则阳气并于上,阴气并于下。阳并于上,则火独光也;阴并于下,则足寒。"此言厥逆壅遏于下者,则两足清寒也。二则《腹中论》云:"有病膺肿颈痛,胸满腹胀,此名厥逆。"此言厥逆壅遏于中者,则胸满腹胀也。三则《奇病论》云:"所犯大寒,内至骨髓,髓者以脑为主,脑逆故令头痛,齿亦痛,病名曰厥逆。"此言厥逆壅遏于上者,则头痛巅疾也。《灵枢·厥病》篇有厥头痛可治,真头痛必死;厥心痛可治,真心痛必死之说。缘真痛病在脏真,脏真绝灭,手足寒至节,旦发夕死,夕发旦死。若厥痛则病在经络,在经络则气血可以复返于下而痛已。所以厥逆之道,皆在经络,经络为脉,脉为血府。《灵枢·口问》篇云:"经络厥绝,脉道不通"是也。所以三阴三阳,十二经脉,三百六十五络,皆得发为厥逆之病。读《素问·厥论》,可以知也:"黄帝问曰:厥之寒热者,何也? 岐伯对曰:阳气衰于下,则为寒厥;阴气衰于下,则为热厥。"热厥之起也,则为足下热,寒厥之发也,则至膝上寒。《灵枢·卫气》篇云:"下虚则厥,下盛则热。"此以寒为虚,热为盛,厥则一也。《素问·痿论》云:"心气热,则下脉厥而上,上则下脉虚。"夫心气热,则其所主之血脉,未有不厥逆而上者。《解精微论》云:"厥则阳气并于上。"并于上,则上实而下虚,此为势所必然者也。《经络论》云:"夫络脉之见也,其五色各异。寒多则凝泣,凝泣则青黑,热多则淖泽,淖泽则黄赤。"经义于热厥,以酒气慓悍为训,则其诊候,从可识矣。但复临病诊候,寒厥多,热厥少,所以《灵枢·五色》篇云:"厥逆者,寒湿之起也。"《胀论》云:"厥气在下,营卫留止,寒气逆上,真邪相攻,两气相搏,乃合为胀也。"《素问·阴阳应象大论》云:"阴胜则身寒汗出,身常清,数栗而寒,寒则厥,厥则腹满死,能夏不能冬。"《通评虚实论》云:"气逆者,足寒也。"《五藏生成》篇云:"卧出而风吹之,血凝于足者为厥。"《逆顺肥瘦》篇云:"别络结,则跗上不动,不动则厥,厥则寒矣。"以上六例,皆可资为佐证者也。《素问·厥论》:"帝曰,厥或令人腹满，或令人暴不知人，或至半日，远至一日，乃知人者，何也？岐伯曰：阴气盛于上则下虚，下虚则腹胀满；阳气盛于上，则下气重上而邪气逆，逆则阳气乱，阳气乱则不知人也。"此言三阴走腹，故令人腹满；三阳走头，故令人暴不知人也。《素问·调经论》云："血之于气，并走于上，则为大厥，厥则暴死，气复反则生，不反则死。"此正《阴阳应象大论》所谓"厥气上行，满脉去形"者，是也。揆诸厥有寒热之义，则《和剂局方》所载之黑锡丹，主神昏气乱，喉中痰响，正寒厥之治例也。《千金方》所载之铁精汤，主病不能言，喘悸烦乱，正热厥之治例也。《素问·病能论》以生铁洛为饮，治怒狂阳厥，云："夫生铁洛者，下气疾也。"《生气通天论》云："阳气者，烦劳则张，精绝，辟积于夏，使人煎厥，目盲不可以视，耳闭不可以听，溃溃乎若坏都，汩汩乎不可止。阳气者，大怒则形气绝，而血菀于上，使人薄厥。"此正《玉机真藏论》所谓："肝脉太过，则令人善怒，忽忽眩冒而巅疾 [1]"者，是也。揆诸厥本气血之义，则《金匮》方救"卒死，客忤死"用麻黄、杏仁、甘草三味，名还魂汤，甚者以竹管吹其两耳，此治厥之属于气分者之治例也。《本事方》治忽如死人，身不动摇，用白薇、当归、人参、甘草四味，名白薇汤，甚者以仓公散吹入鼻中，此治厥之属于血分者之治例也。《素问·阳明脉解篇》云："厥逆连藏则死，连经则生。"按脉之大者为经，脉之小者为络。气血厥逆，一上不下，若络脉未破者，则或至半日，远至一日，仍可循经而复返于下，即所谓"连经则生"，亦即西说之脑充血也。若络脉已破者，则血必溢出而浸脑，脑亦脏也，即所谓"连脏则死"，亦即西说之脑出血也。《金匮要略》云："寸脉沉大而滑，沉则为实，滑则为气，实气相搏，血气入藏即死，入府即愈，此为卒厥，何谓也？师曰：唇口青、身冷，为入藏即死；如身和汗自出，为入府即愈。"沉则为实，谓血实也；滑则为气，谓气实也。实气相搏，谓血之与气，并走于上也。脏谓脑也，腑谓脉也。《脉要精微论》云："脉者血

---

[1] 整理者注：通行版本为"帝曰：春脉太过与不及，其病皆何如？岐伯曰：太过则令人善忘，忽忽眩冒而巅疾"。

之府"是已。入脏即死,谓血出浸脑,连脏则死也;入腑即愈,谓循脉下返,连经则生也。若训为五脏六腑之腑,则"身和汗自出,为入腑即愈",两句旨义,又将何以为释耶?《素问·大奇论》云:"脉至如喘,名曰暴厥,暴厥者不知与人言。"《释名》云:"喘,湍也",《诗召旻笺》云:"湍,犹急也",是可训为脉急曰厥。然则暴厥之萌渐,其脉至也,当为西说之血压高矣。夫暴厥之与中风,有极相似者焉,惟厥属血脉,风属神机,神机即西说之神经也。《灵枢·九针十二原》篇云:"神者,正气也。"所以神经主气,气出于脑,故中风者多偏于气分也。血脉主血,血出于心,故暴厥者多偏于血分也。《灵枢·营卫生会》篇云:"血之与气,异名同类。"故风厥之不同者几希,所以今之译西说者,莫不误以暴厥,溷为中风。虽然,溷厥为风,早已滥觞于《本事》《和剂》诸方,固不自今日始,读三生饮、星附散、黑锡丹、真珠圆,诸主治之语,可知也。《灵枢·经脉》篇云:"实则厥,虚则痿躄,坐不能起。"揆以有者为实,无者为虚之义。则神经主气,气若虚也;血脉主血,血为实也。脉为血府,厥属血脉,故厥逆为血实之病,与痿躄属虚者不同。然厥亦有不尽属实者,《素问·缪刺论》云:"五络俱竭,令人身脉皆动,而形无知也,其状若尸,或曰尸厥。"又《脉解》篇云:"内夺而厥,则为喑痱,此肾虚也。"斯二者,为无血上逆之厥,西说名为脑贫血是也。但与《厥论》"此人者质壮,以秋冬夺于所用,下气上争不能复,精气溢下,邪气因从之而上。"同而不同。然无血上逆,何以为厥耶?考《说文》云:"囟顶门骨空,自囟至心,如丝相贯不绝。"所谓"如丝相贯不绝"者,乃血脉之细络,与脑主之神经,互相贯注之道路也。《素问·痿论》云:"心主身之血脉。"《灵枢·营卫生会》篇云:"血者,神气也。"今以五络俱竭,内夺而厥之故,则络脉无血,无以上荣于脑,囟心之间,丝贯已绝。心之神明,脑之精明,不相顺接,突然停顿,所以暴不知人也。《圣济总录》用地黄饮,《本事方》用真珠圆,皆所以补其虚,通其窍,洵为对证用药。较之血气并走于上之大厥,其虚实之异,判然两途,命曰虚厥,又曷若名以"类厥"之为愈也?中风有类中,厥逆有类厥,虽为徇俗,义却显明。或问厥于足下,逆于头上,方治之例,于古可征。惟厥逆于中者，如《灵枢·癫狂》篇所谓"厥逆为病也，足暴清，胸若将裂，肠若将以刀切之。"其治例也，又当如何？曰《金匮要略·杂疗方》载有三物备急丸云："主心腹诸暴卒百病，若中恶客忤，心腹胀满卒痛如锥刺，气急口噤，停尸卒死者。以暖水苦酒服大豆许三四丸。或不下，捧头起，灌令下咽，须臾当差。如未差，更与三丸，当腹中鸣，即吐下便差。若口噤亦须折齿灌之。"即此是为厥逆于中者之治例也。厥病多端，未能一一曲尽，聊陈大略于此。

◎ 类痿举例_{地黄饮证　附子汤证　圣制汤证}

中风有类中，厥逆有类厥，风寒湿痹，亦有类痿。读《灵枢·癫狂》篇可知也，"其云血痹，阴阳俱微，寸口关上微，尺中小紧，外证身体不仁，如风痹状。"据此则知血痹为类痹，并知痹之主证为"不仁"二字。故《灵枢·寿夭刚柔》篇云："寒痹之为病也，留而不去，时痛而皮不仁。"《素问·痿论》云："居处相湿，肌肉濡渍，痹而不仁。"所以风寒湿痹，皆以不仁为必有之证也。至于痿躄，岂无类痿？爰将复辑《痿方粹编》之涉及类痿者，摘录三方于后，略为举例云尔。

地黄饮《圣济总录》

治肾气虚厥，语声不出，足废不用。方：

熟干地黄_焙　山茱萸_炒　石斛_{去根}　巴戟天_{去心}　肉苁蓉_{酒浸，切，焙}　白茯苓_{去黑皮}　桂_{去粗皮}　五味子_炒　附子_{炮裂，去皮脐}　各一两　麦门冬_{去心，焙}　远志_{去心}　菖蒲各半两

上一十二味，剉如麻豆，每服三钱匕，水一盏，生姜三片，枣二枚，擘破，同煎七分，去滓，食前温服。

按《圣济》所述地黄饮之主治，乃类痿也。《素问·脉解》篇云："内夺而厥，则为瘖俳，此肾虚也。"按语声不出为瘖，足废不用为俳。《圣济》又以金匮肾气丸，更名补肾八味丸，用治肾气内夺舌瘖足废之证。

观其更名，已失方意，况无利九窍、强志倍力之远志，及通九窍、出音声、不迷惑之菖蒲，此补肾八味丸所以远逊于地黄饮也。夫足废不用，明明痿也，然痿必成于久病之末传。若肾气虚厥，乃卒发之病也，因舌喑而拟中风，是曰"类中"。因足废而拟痿躄，是曰"类痿"。既曰类矣，奚能溷治？所以地黄饮为治肾虚喑俳之专方。用得其宜，则为《素问·五藏生成》篇所谓"足受血而能步"矣。苟误投于中风之初起，则殒绝可必，而误投于痿躄之既成，则愈期无望矣。考地黄一名地髓，《本草》称其"填骨髓，长肌肉"，填犹补也，长犹益也。病不因虚，切禁补益。须知痿属阳明久虚，寒湿窃据之病，地黄饮子，慎勿轻服，服之虽不似中风之立危，而其酿为沉疴痼疾，固可必其然也。

附子汤《圣济总录》

治柔风，筋骨缓弱，不能行立方。

附子炮裂，去皮脐，一两

上一味，咬咀如麻豆，以水五升，绿豆五合，同煮至三升，绞去滓，每服半盏，细细饮之，空心日午临卧服。

按《夷坚志》云："有人服附子酒者，头肿如斗，唇裂血流，急求绿豆、黑豆各数合，嚼食，并煎汤饮之，乃解。"此人者质壮，以有火热蕴伏，误服附子酒，如火益热，升腾莫制，其势然也。不然者，设用于对证之寒湿痼疾，尚有头肿如斗、唇裂血流之变乎？后世本草，不实事求是，但作危言，自骇骇人，使当用者，亦不敢用。医学不古，此其症结也！夫绿豆而为善解附子毒性之药，则《圣济》附子汤，用附子一两，绿豆五合，同煮去滓，细细饮之，岂不互为中和，而失其药效也耶？不偏之谓中，用中之谓和。人而中和，无病可言；药而中和，无效可言。故药者未有不性味偏驳者也。偏驳为毒，故毒者所以补偏救弊者也。当其补偏救弊，不觉其毒；用适其反，其毒乃见。然则《圣济》此方并附子、绿豆而用者，乃为各取其补偏救弊之长，而非取其互为中和之用也明矣。观其主治"柔风，筋骨缓弱，不能行立。"考巢氏《病源》述："柔风之状，四肢不能收，里急不能仰也。"揆度病状，颇类痿躄，然柔风乃暴起之病，暴病为始受之邪实，痿躄为末传之正虚。正虚者，神机绝于下之谓也，《三因方》云："痿躄状与柔风脚弱相类，柔风脚气，皆外所因，痿躄则为内脏气不足之所为。"夫风何云柔？兼湿故柔也。《伤寒论》云："湿痹之候，但当利其小便。"绿豆固主利小便者也，《千金方》中，著有明文。所以本方之用绿豆，乃取其利小便，以辅助附子之不及，不是取其解热毒，以中和附子之偏性。若训以《至真要大论》"逆者正治，从者反治。"已觉隔膜，再以"寒热温凉，反从其病"为训，则更失之远矣。须知附子、绿豆，各有专长，用其专长，乃有特效，固非如后世相反而相成之遁辞，所可拟议者矣！复倡是说，非好辩也，谓予不信，可引《本草纲目》附载《朱氏集验方》之十种水气一则，作为复说之佐证，其方云："用绿豆二合半，大附子一只，去皮脐，切作两片，水三碗，煮熟，空心卧时食豆。次日将附子两片作四片，再以绿豆二合半，如前煮食。第三日别以绿豆、附子，如前煮食。第四日如第二日法煮食，水从小便下，肿自消，未消再服。忌生冷毒物盐酒六十日，无不效者。"

圣制汤《元和纪用经》

主下焦风冷，两脚无力，亦疗剑南卑湿脚弱。

黑附子炮，去皮脐，剉细，七钱半　生姜五钱，细切

上以水八合，煮减半，和滓密收磁器内，经宿平明滤清汁，空腹温服，作一服，良久以两三匙饭压之，每日一剂，三四日效。按本方证治，分为两类，其云"主下焦风冷，两脚无力"者，乃寒于下，沉疴之类也。又云"亦疗剑南卑湿脚弱"者，乃湿伤于下，暴病之类也。考其所以主治寒湿伤下之脚疾，实导源于《神农本草》附子主治"寒湿踒躄"四字。夫两脚无力，即痿躄乎？两脚苦弱，即痿躄乎？盖皆类痿之属耳，是不可以无辨者。《神农本草》云："踒躄拘挛"，《素问·疏五过论》云："痿躄为挛。"是知躄而不挛，非痿也；挛而不躄，亦非痿也。《灵枢·五色》篇云："痛甚为挛。"《素问·痹论》云："痛者寒气多也，有寒故痛也。"若挛因痛甚，痿固不痛也，痛甚而挛，挛固近躄也。故挛不必痿，而痿则未有不挛者。《释文》云："挛，连也。"《说文》云："挛，系也。"连犹结也，

系犹络也。《皮部论》云："筋有结络"是也。《易》云："有孚挛如。"《疏》云："挛如者，相牵系不绝之名也。"设骨无筋膜，以为之结络，势必散而不束，尚能自为牵系不绝乎？故挛属于筋。读《素问·长刺节论》"病在筋，筋挛节痛，不可以行。"《皮部论》"寒多则筋挛骨痛。"《灵枢·本神》篇"当人阴缩而挛筋。"可知也。《史记·集解》云："挛，两膝曲也。"曲谓不直也。《脉要精微论》云："膝者，筋之府。"膝曲犹言筋不直也。据此则知脚弱无力，有痿之可能也；不能屈伸，具痿之渐象也。必至拘挛不能行步，乃为痿躄之的候。第详附子所主，固不以此分证，以此异治，但于"寒湿"二字，求之即得，不过轻重缓急，进退出入，是又运用之妙，存乎一心而已。《至真要大论》云："主病之谓君，佐君之谓臣，应臣之谓使。"圣制汤用附子为君，以其治寒湿，为主病之药故也，其用生姜为臣者，以其有"逐风湿痹，去臭气"，恰符风冷卑湿之治，与前《圣济》附子汤之用绿豆为臣者异趣。绿豆味甘寒，利小便，所以辅附子之不及，亦即《五常政大论》"不胜毒者以薄药"也。生姜味辛温，逐湿痹，所以增附子之本力，亦即《五常政大论》"能毒者以厚药"也。臣药佐君，其不同如此。又方后服法云："平明空腹温服，良久以两三匙饭压之。"盖宗《本草·本说》"病在四支血脉者，宜空腹而在旦"也，亦即《五常政大论》所谓"药以祛之，食以随之。"所以然者，平明空腹，不胜药气，虑发呕吐故也。《神农本草》称生姜去臭气，通神明，仲景因之，用以止呕。此则再用饭压者，非所谓"应臣之谓使"欤！本方黑附子之"黑"字，原指附子之皮黑而言，其肉固白色也，必用盐渍腌之后，肉乃变黑，然性力大减，不可为法。况药肆所售之附片，又为此咸附子漂淡薄切而成者，形同废滓，不堪施用。观其方后云："每日一剂，三四日效。"是岂用盐渍腌之黑附子，所能胜任者哉？当据《伤寒论》四逆汤附子生用为是，疑"炮"字为无识浅人之所加，不足信也。

　　按：《元和纪用经》，相传为王冰遗著。冰，字大瑛，别号启玄子。唐书《人物志》云："冰仕唐，为太仆令，年八十余，以寿终。"先哲称其次注《内经》，得古说独多。然则此方殆亦古圣之所制欤，方名圣制，义或由此。

师为善治古医学者，凡古医疑难，一经师释，洞若观火。昔撰《痿论释难》一卷，极尽辩证之能事，别辑《魏晋唐宋痿方粹编》三卷。搜罗宏博，选择谨严，及门等何敢妄赞一词？观其以脚弱无力，仅称类痿，必兼拘挛，乃名痿躄。正名之不苟如此。今以类痿，次于正痿之后。盖示人以论病必识其真也，能别其类，乃识其真，能识其真，庶免误治之祸。吾侪学子，于我师之金针暗度处，切勿草草读过。上海真茹弟子孟金嵩友松校竟赘言。

素问痿论释难全卷终

跋

  甚矣哉,医药之难明也! 方余初从家叔习医,尝闻疯痨臌膈,乃不治之痼疾,心窃疑之,而终不获解焉。遂于前年,游学来申,遍访名士,细察方家。有人告以西蜀刘民叔先生者,奇士也,在申悬壶有年,其处方用药,必法乎古,活人无算。闻悉之余,未之信也。何则? 以今日医药之昌明,未逊往昔,或且过之,安有取法乎古,而能治今病者乎? 未几于药肆中,得先生之方,审阅之下,真古方也。嘻! 今之病者,其真服古方而痊乎? 未敢信也。盖以吾苏浙人士,体薄质弱,远不及古人之厚朴,其病也浅,症也轻,大率取法乎清明医法足矣,何取乎古? 及今春,有友李君登科,患瘫痪之疾,百药罔效,有议请先生诊治者,余力反之,友不我从,乃陡然而归。未半日,友着人相邀诊视,睹来者之前趋仓惶,心知有异,甫及门,哀声自内出。入门则中西医士盈座,均告回春乏术而退,家人且备后事。余细阅药方,乃附子、乌头、天雄之类,不禁长叹者再,宁知俄顷人苏,呕吐大作,斯时一家欣忧参半,然愤先生妄用虎狼之药,无以复加,此先生之固不为我信也宜矣。越日,病者犹眷眷于先生,嘱相邀诊视,是于多年不治之痼疾,竟告霍然。而余之识荆,亦始于此时,每以其方药之不合时者责难之,先生辄欣然相从问答,而无愠色,并历举经籍而考之,历历如数家珍,然犹未敢深信者也。逮今夏初旬,先生忽出《素问痿论释难》一卷而示之,一字一句,皆有来历,其阐发古圣奥义,殆无余蕴。然后知先生真知医者也,故能穷其道而问于世,医人之所不医,学人之所不学,博古通今,岂近世之时医所能望其项背乎耶? 兹观其所著,知其所治,信夫今人之徒尚时学,而思起沉痼者,实未曾靓,有诸其惟先生乎! 介民莅申数稔,本愿就有道而正焉,迄今得识先生而师之,亦云幸矣。兹集先生处方十笺,并于案头见先生之近作《厘正医学三字经》稿,询知尚不即付劂剞,爰节录六则,并附印于后。虽为一鳞半爪,要足以诱掖后进,读者藉作观摩可也。已卯夏,南通季介民谨跋。

敬　启

经过数载不懈努力，刘民叔先生医书七种终于整理完成，顺利出版了。

本丛书包括：①《华阳医说》；②《鲁楼医案》；③《神农古本草经》；④《考次汤液经》（刘民叔先生与杨绍伊先生合作考次）；⑤《时疫解惑论》；⑥《伤寒论霍乱训解》；⑦《素问痿论释难》。

刘民叔先生是中国古中医流派的杰出代表，七部著作皆是心血凝结，作为本套丛书的整理人员和责任编辑均感责任重大，力求忠实原著，不敢稍有轻忽。

沈括《梦溪笔谈》有载："宋宣献博学，喜藏异书，皆手自校雠，常谓：'校书如扫尘，一面扫，一面生。故有一书每三四校，犹有脱谬。'"每念及此，心中惴惴，恐有疏漏，有损先贤德音。

《史记·吕不韦列传》："吕不韦乃使其客人人著所闻……号曰《吕氏春秋》，布咸阳市门，悬千金其上，延诸侯游士宾客有能增损一字者予千金。"今效古例，丛书整理者与责任编辑联合发起"读者挑错活动"，并郑重承诺：

书中文字之整理差错，首先予以指正者，奖励50元／字。

此举非为巧言炫世，实盼与广大读者一起，绳愆纠谬，精益求精，以利于本丛书之修订提高。

活动具体说明请浏览微信公众号"zhongyiliangshan"（中医原创梁山泊）。

读者参与以同意此活动"声明"为前提。

整理者代表：刘民叔先生再传弟子河南省人民医院

责任编辑：人民卫生出版社双创编辑工作室　　　　骆彩云

2019 年 1 月